Gabriele Hoffmann

Fußreflexzonen-massage

Wohltuende Massagen mit sanftem Fingerdruck

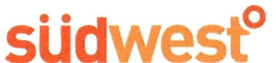

Inhalt

Fundamental – die Füße

Unsere Füße sind ständig in Bewegung. Selbst wenn wir nicht gehen, rennen oder Treppen steigen, sondern still stehen oder still sitzen. Unsere Füße gleichen beständig die winzigen Verlagerungen unserer Wirbelsäule aus, indem sie einmal mehr den Fußballen, die Ferse oder ihre Innen- oder Außenkanten belasten. So sorgen sie dafür, dass unser Körper im Gleichgewicht bleibt, selbst wenn sich die Körperachse – unsere Wirbelsäule – verschiebt.

Unsere Füße sind einer immensen Belastung ausgesetzt: Nach einem Spaziergang von ungefähr zwei Kilometern haben die Füße eines normalgewichtigen Menschen insgesamt 250 Tonnen bewegt.

Die Anatomie unserer Füße

Dafür, dass sie für unsere Standfestigkeit sorgen, widmen wir den Füßen viel zu wenig Aufmerksamkeit: Wir zwängen sie in spitzes Schuhwerk mit hohen Absätzen und erlaufen uns so Hühneraugen, Krallen- und Hammerzehen oder auch verkürzte Achillessehnen. Wir wissen oft nicht einmal, wie diese Gliedmaßen aufgebaut sind, die uns durchs Leben tragen.

Anatomisch teilen sich die Füße in drei Bereiche: Vorfuß, Mittelfuß und Ferse. Den Vorfuß bilden die fünf Zehen. Die große Zehe ist aus zwei Zehengliedern aufgebaut, alle anderen Zehen aus drei Zehengliedern: den Grund-, Mittel- und

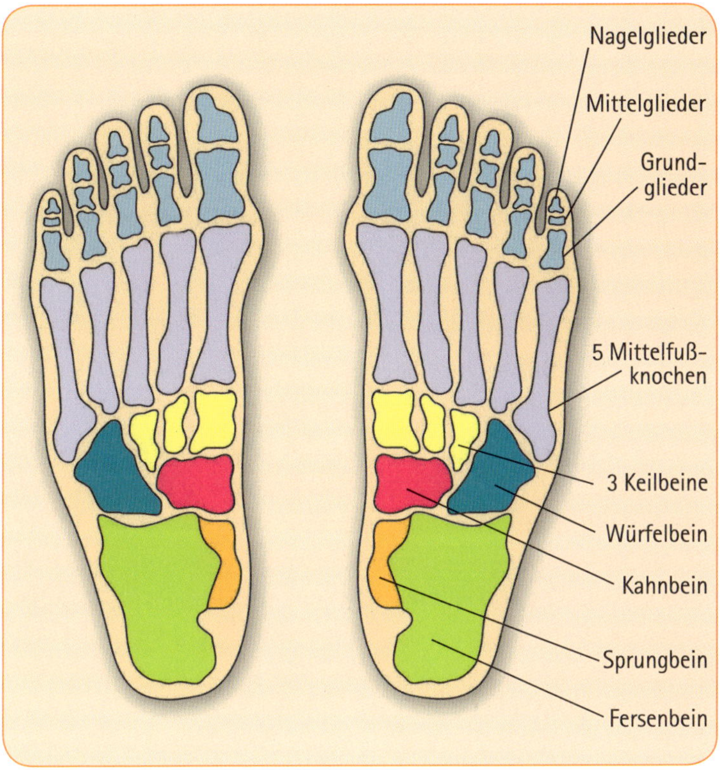

Nagelglieder

Mittelglieder

Grund-
glieder

5 Mittelfuß-
knochen

3 Keilbeine

Würfelbein

Kahnbein

Sprungbein

Fersenbein

Nagelgliedern. An den Zehengrundgelenken oder Zehenballen sind die Zehen mit den fünf Mittelfußknochen, den *ossa
metatarsalia,* verbunden (violett). Diese bilden auf der Fuß-
oberseite den Rist (auch Spann genannt), auf der Fußunter-
seite das Fußgewölbe. Nach hinten werden sie durch die drei
Keilbeine, das Würfelbein und das Kahnbein (dunkelblau, gelb
und pink) begrenzt. Über die Fersenregion wird der Fuß mit
dem Unterschenkel verbunden: Die Ferse besteht aus dem

Fersenbein und dem Sprungbein an der Fußinnenseite (hellgrün und orange). Auf dem Fersenbein und dem ersten, vierten und fünften Mittelfußkopf ruht im Stehen das ganze Körpergewicht.

Das Fußskelett ist als Ganzes einer Gewölbekonstruktion vergleichbar: Zwischen Ferse und Großzehenballen verläuft der Bogen des inneren Längsgewölbes, zwischen Ferse und Kleinzehenballen der flachere Bogen des äußeren Längsgewölbes. Das Quergewölbe bilden die Mittelfußknochen. 27 Muskeln sorgen dafür, dass sich diese Gewölbekonstruktion aus 26 Knochen, die durch 33 Gelenke miteinander verbunden sind, bewegt. Bänder verspannen diese Muskeln, Knochen und Gelenke zu einer in sich extrem beweglichen, anpassungsfähigen und dennoch sehr stabilen Einheit.

Über dem Fersenbein liegen Innen- und Außenknöchel. Durch das obere und das untere Sprunggelenk ist der Fuß mit dem Unterschenkel beweglich verbunden. Das obere Sprunggelenk, welches das Heben und Senken des Fußes ermöglicht, liegt zwischen Schienbein, Wadenbein und Sprungbein. Das untere Sprunggelenk liegt zwischen Sprungbein, Fersenbein und Kahnbein. Es ermöglicht das Heben und Senken von Fußinnenseite und Fußaußenkante.

Das Nervensystem unserer Füße

Unsere Füße sind nicht nur Instrumente zur Fortbewegung unseres Körpers, sondern lebendige, höchst sensible Organe, die vielfältige Aufgaben erfüllen, insbesondere arbeiten sie in der »Aufklärung«. Sie werden von einem dichten Nervengeflecht durchzogen. Dieses sendet beständig Informationen über

Bodenbeschaffenheit, Gleichgewichtsverhalten, Fußwölbung und Belastung der Fußsohle zum Rückenmark und zum zentralen Nervensystem. Früher, als wir noch barfuß gingen, waren diese Signale der Fußsohle für das Überleben des Menschen maßgeblich. Fußsohlen, Fußinnenseiten, Fußaußenkanten und Fußrücken werden von mehreren großen Nervensträngen versorgt: Einer davon zweigt vom Lendennervengeflecht ab und läuft durch den Nervus femoralis in den Schenkeln hinunter zu den Fußaußenseiten. Der vom Ischiasnerv abzweigende Nervus tibialis versorgt die Fußsohle. Der Fußrücken wird vom Nervus peronaeus communis versorgt, die Fußinnenseite vom Nervus saphenus. Jeder dieser Nervenhauptstränge verzweigt sich wiederum weiter in immer kleinere Nervenbahnen.

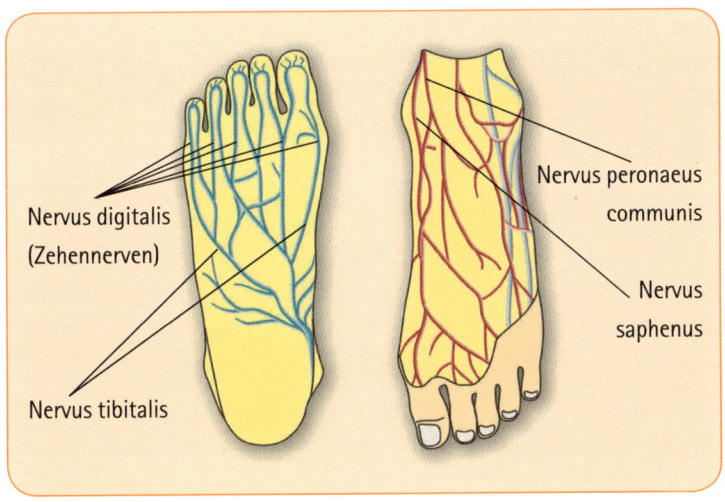

Dank der Nerven, die unsere Füße durchziehen, wissen wir genau, »wo wir stehen«.

An den Enden der haarfeinen Nervenfasern sitzen die Rezeptoren. Sie leiten die auf den Fuß auftreffenden mechanischen Reize wie beispielsweise Temperatur, Druck, Reibung und Berührung über das Zentralnervensystem zum Gehirn weiter. Wenn sie dort decodiert werden, weiß der Mensch, »wo er steht«.

Die Fußreflexzonen

Nicht nur über die verschiedenen Nervenleitbahnen des Nervensystems sind die Füße mit dem übrigen Körper und seinen Organen verbunden, sondern auch über die Reflexbogen. Diese Reflexbogen sind energetische Bahnen oder Energieverläufe, die sich zwischen Haut und Muskeln spannen, zwischen Haut und Innenorganen, Muskeln und Innenorganen und den verschiedenen Innenorganen selbst. Über diese vegetativ funktionierenden Querverbindungen und über ihr komplexes Nervengeflecht stehen die Füße mit sämtlichen Organen unseres Körpers beständig in Wechselwirkung.

Mikrokosmos und Makrokosmos

Die Vorläufer der Fußreflexzonenmassage sind im indischen Ayurveda, in der tibetischen Medizin und in der chinesischen Akupunktur zu finden. Diese Heilmethoden betrachten den gesamten Organismus des Patienten. Sie beziehen seine seelische und geistige Befindlichkeit sowie seine äußeren Lebensumstände in Diagnose und Heilung mit ein. Die asiatische Weltanschauung geht davon aus, dass sich alle Vorgänge des Makrokosmos Natur im Mikrokosmos Mensch spiegeln. Innerhalb dieser Idee des energetischen Gleichgewichts zwischen Mensch und Natur haben sich weitere ganzheitliche Betrachtungsweisen entwickelt, u. a. die Betrachtungsweise der Organe als verkleinerte Spiegelbilder des gesamten Organismus. Gemäß dieser These enthält jeder Körperteil, Fuß, Hand, Auge und Ohr ein Abbild des ganzen Körpers. Folglich kann die Reizung eines bestimmten Punkts oder einer Zone spezifische Wirkungen in einem weit entfernten anderen Körperteil erzeugen.

Die Wiederentdeckung der Fußreflexzonenmassage

Auf ähnlichen Thesen basierte auch die Medizin eines indianischen Volkes im Norden Zentralamerikas und Mexikos, der Maya. Die Maya wendeten bereits während ihrer präkolumbischen Hochkultur (100 v. Chr. bis 900 n. Chr.) ein komplexes Diagnose- und Therapiesystem an. Sie überlieferten ihre Heilmethode auf den Steintafeln des Maya-Altars von Copàn in 36 verschlüsselten Bildern.

1938 gelang es Dr. William H. H. Fitzgerald (1872 – 1942), einem Hals-Nasen-Ohren-Arzt aus Hartfort, Connecticut (USA), und der Physiotherapeutin Eunice D. Ingham-Stopfel (1889 – 1974), diese Bilder zu entziffern. Fitzgeralds Thesen zu den zehn Körperzonen, die er 1917 in Columbus, Ohio (USA), veröffentlicht hatte, wurden dadurch bestätigt.

Die Headschen Zonen

Richtungsweisend für Fitzgeralds Überlegungen waren die Publikationen des englischen Nervenarztes Sir Henry Head (1861 – 1940) über das gesteigerte Schmerzempfinden und die Berührungsempfindlichkeit bestimmter Hautzonen bei der Erkrankung innerer Organe. Head hatte beobachtet, dass zwischen den Hautpartien und den Organen, die ihre sensiblen Fasern aus demselben Rückenmarkssegment beziehen, Verbindungen bestehen. So reagierten bei angegriffenem Zwerchfell die Hautpartien über dem rechten und linken Schlüsselbein nicht nur extrem schmerzempfindlich, sondern das Hautbild und die Struktur des Unterhautfettgewebes sowie des Bindegewebes waren verändert.

Head hatte diese Hautbildveränderungen sowie ihre mutmaßlichen Auslöser katalogisiert und aus diesen Beobachtungen ein Zonensystem entwickelt:

die Headschen Zonen.

Fitzgerald generalisierte diese Überlegungen. Er hatte entdeckt, dass sich die Reizung eines Körperteils nach immer demselben Muster auf eine andere Körperpartie auswirkt. Die dabei entstehenden Zonen übertrug er auf die Hautoberfläche: Der Körper ließ sich in zehn Längengrade aufteilen, fünf auf jeder Seite der Wirbelsäule. Die Zonen haben ihren Ursprung in den Fingerspitzen der beiden Hände, laufen über die Arme zum Kopf und von dort aus an der Vorder- und Rückseite des Körpers zu den Zehen. Wird eine dieser Zonen durch Druck, Wärme oder Reibung stimuliert, werden sämtliche Organe, die in derselben Zone liegen, angeregt. Fitzgerald folgerte daraus, dass neben den Nervenverbindungen, dem Lymphsystem und den Blutgefäßen weitere energetische oder elektromagnetische Verbindungen innerhalb des Organismus herrschen, die mit den herkömmlichen wissenschaftlichen Methoden nicht nachweisbar und mit dem mechanistischen Weltbild der Schulmedizin unvereinbar sind. Dass diese Verbindungen existieren, zeigte die Reaktion der Organe.

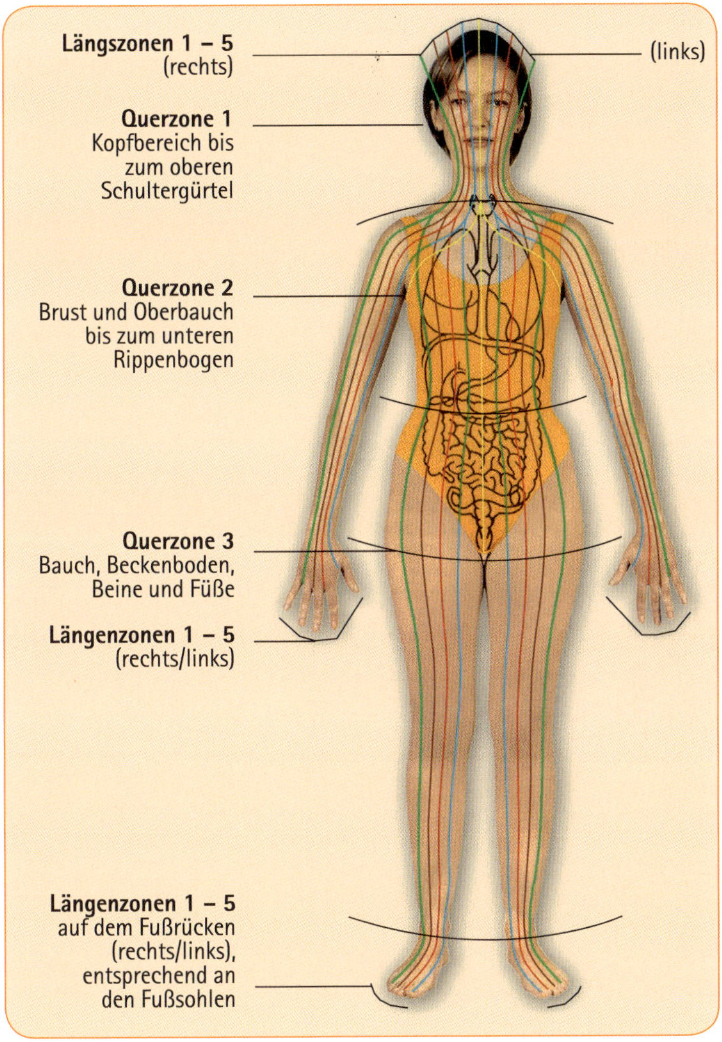

Längszonen 1 – 5
(rechts)

(links)

Querzone 1
Kopfbereich bis
zum oberen
Schultergürtel

Querzone 2
Brust und Oberbauch
bis zum unteren
Rippenbogen

Querzone 3
Bauch, Beckenboden,
Beine und Füße

Längenzonen 1 – 5
(rechts/links)

Längenzonen 1 – 5
auf dem Fußrücken
(rechts/links),
entsprechend an
den Fußsohlen

Fitzgerald teilte den Körper in zehn Längenzonen ein: Fünf auf jeder Seite
einer gedachten Mittellinie des Körpers – diese entspricht der Wirbelsäule.

Fitzgerald konnte anhand empirischer Versuche seine Thesen über die Wirkungsweise der Fußreflexzonenmassage bestätigen und die Gesetzmäßigkeiten ihrer Anwendung festlegen.

Die Grundregeln der Reflexzonenmassage

Diese Gesetzmäßigkeiten lassen sich folgendermaßen zusammenfassen:

→ Die inneren Organe können von außen indirekt über die Haut beeinflusst werden.
→ Innere Erkrankungen sind von außen in relativer Entfernung von den befallenen Organen ertastbar, beeinflussbar und heilbar.
→ Auf alle Körperteile kann über die vegetativen Verbindungen von den Füßen her eingewirkt werden.
→ Sämtliche Organe des menschlichen Körpers sind auf den Füßen abgebildet.
→ Die Reflexzonen an den Füßen sind spiegelbildlich zum Körper angelegt.

Die Füße – ein Spiegel unseres Organismus

Die Lage der Reflexzonen am Fuß erschließt sich aus dem von Fitzgerald entwickelten Zehn-Zonen-Modell: Die jeweils fünf Zonen, welche rechts und links der Wirbelsäule liegen, verlaufen auch durch die Füße.

Strahlen und Zonen

Sie teilen den Fußrücken und die Fußsohle in fünf Streifen oder Strahlen: Der erste Strahl verläuft an der Fußinnenseite von der großen Zehe über den ersten Mittelfußknochen und das innerste Keilbein zum Sprunggelenk und der Ferseninnenseite. Die weiteren vier Strahlen verlaufen analog. Zugleich teilen zwei gekrümmte Linien den Fuß horizontal in Vorfuß, Mittelfuß und Fersengebiet: Zwischen den Mittelfußknochen und den Zehengrundgelenken verläuft die erste Querlinie. Die zweite gekrümmte Querlinie zieht sich über den höchsten Punkt der Fußwölbung entlang der unteren Gelenke der Mittelfußknochen. Sie trennt den Mittelfuß vom Fersengebiet. Diesen drei Querzonen entsprechen am menschlichen Körper die folgenden Bereiche:

→ Kopf, Hals und Schultergürtel
→ Brust und Oberbauch
→ Bauchraum und Becken

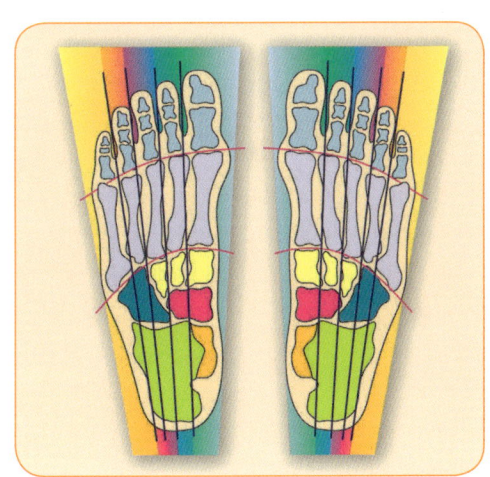

Die Aufteilug des Fußes in fünf Strahlen und in drei Querzonen vereinfacht das Auffinden der Reflexzonen.

Bezieht man diese Einteilung auf die inneren Organe, so erhält man folgende Entsprechungen:

→ Die Zehenzone entspricht den Organen des Kopf- und Halsbereichs. Gehirn, Hypophyse, Augen, Ohren, obere und seitliche Lymphwege, Nase, Zähne, Stirn- und Kieferhöhlen werden durch die Massage der Zehen und Zehenballen angesprochen.

→ Schild- und Thymusdrüse, Luft- und Speiseröhre, Bronchien, Lunge, Leber und Gallenblase, Nieren und Nebennieren, Herz, Milz, Magen und Bauchspeicheldrüse stimuliert die Behandlung von Rist und Sohle des Mittelfußes.

→ Die untere und seitliche Ferse entspricht den Zonen für Dünndarm, Dickdarm, Geschlechts- und Fortpflanzungsorgane.

→ Die Reflexzonen der Fuß- und Ferseninnenseiten repräsentieren diejenigen Organe, die in der Körpermitte liegen, also Wirbelsäule, Blase, Mastdarm, Gebärmutter bzw. Prostata.

→ Diejenigen Organe, die an den Außenseiten des Körpers liegen, werden durch Reflexzonen an den Fußaußenseiten repräsentiert, nämlich Ohren, Schultergelenke, Achsellymphknoten, Ellenbogen und äußeres Becken.

→ Paarig angelegte Organe, wie Lungen, Nieren, Nebennieren, Augen und Ohren weisen auf beiden Füßen Reflexzonen auf.

Fühlbar krank?

Die Symptome einer Erkrankung dieser Organe zeigen sich durch Veränderungen des Unterhautgewebes und des Bindegewebes am Fuß. Der Fuß reagiert auf Druck und Reibung sehr empfindlich, sein Schmerzempfinden ist gesteigert. Ertasten lässt sich ein Aufquellen des Bindegewebes, es fühlt sich schwammig an und bildet Dellen. Sandartige oder kristalline Ablagerungen unter der Haut, Knötchen und Wulste sind spürbar.

Die Wirkungsweise der Reflexzonenmassage

Eine Folge intensiver punktartiger Reize oder Impulse lockert und entspannt die Reflexzone. Kristalline oder knotenförmige Strukturen werden so aufgelöst, eine verbesserte Durchblutung des Gewebes wird ermöglicht. Über die Reflexbögen und das Nervensystem werden diese Impulse zu dem entsprechenden Organ geleitet. Dessen Durchblutungsstatus, sein neurologischer Zustand und der Fluss innerhalb seiner Lymphgefäße verbessern sich. Schlacken und Giftstoffe werden abtransportiert, Blockaden lösen sich auf, und das energetische Gleichgewicht des Organs sowie der beeinflussenden Organe wird wiederhergestellt. Das Organ kann seine regulären Arbeits- und Funktionsweisen wieder aufnehmen. Neben der Wiederherstellung des energetischen Gleichgewichts, der gesunden Funktion und des reibungslosen Zusammenspiels der Organe erzielt die Fußreflexzonenmassage eine Entspannung, da sie eine überhöhte Muskelspannung senkt und passive Muskeln aktiviert. Außerdem wird die Arbeit des Immunsystems beeinflusst und seine Abwehrkraft gesteigert.

Anwendungsgebiete

Die Fußreflexzonenmassage kann zur Linderung und Behebung akuter wie chronischer Leiden angewandt werden. Sie eignet sich ebenfalls zur Diagnose komplexer organischer Störungen, da sie Anfälligkeiten und Störungsmuster des Organismus erkennen lässt. Diese Kenntnis hilft, vorbeugend Erkrankungen zu verhindern. Die Fußreflexzonenmassage kann begleitend zu anderen medizinischen Techniken angewendet werden und deren Wirkungsweisen optimieren. Zu ihrer Anwendung sollten Sie sich Ihre Grundkenntnisse der menschlichen Anatomie erneut vergegenwärtigen.

Das Gebot der Ganzheitlichkeit

Die Reflexzonenmassage kann nicht wirken, wenn sie nicht ganzheitlich angewendet wird. Eine kurzzeitige, punktuelle Massage einer Zone erzeugt keine Wirkung. Nur eine bis zwei halbstündige Behandlungen pro Woche (mit anschließender Ruhephase) bringen langfristig Erfolg.

Ganzheitlichkeit bedeutet auch, dass die Fußreflexzonenmassage von einer Umstellung der Lebensführung begleitet sein muss, wenn die Ursache der Krankheit in unvernünftiger Lebensführung gründen, etwa in mangelnder Bewegung, falscher Ernährung, Alkohol-, Nikotin- oder Medikamentenmissbrauch.

Anwendungsverbot

Die Fußreflexzonenmassage ist eine natürliche, sanfte Therapie. Was nicht bedeutet, dass sie schmerzfrei ist. Eine Behandlung kann äußerst unangenehm verlaufen. Obendrein können sich Krankheitszeichen durch die Fußreflexzonenmassage erst einmal sehr stark verschlimmern. Bei Nasennebenhöhlenerkrankungen werden Sie beispielsweise feststellen, dass nach einer Behandlung durch Fußreflexzonenmassage die Nase überhaupt nicht mehr aufhört zu laufen, dass die Stirnhöhlen pochen und die Körpertemperatur ansteigt.

Brechen Sie die Behandlung in diesem Zustand nicht ab. Über die Aktivierung des Lymphflusses wird der verhärtete Schleim in Stirn- und Kieferhöhlen aufgelöst, die eingenisteten Bakterien werden endlich nach draußen gespült, und die hohe Temperatur sinkt ebenso schnell, wie sie gestiegen ist. Dennoch gibt es auch für die Therapie durch Fußreflexzonenmassage Gegenanzeigen. Verboten ist ihre Anwendung bei:

→ Schwangerschaft, da sie zu Fehlgeburten oder Frühgeburten führen kann

→ Blutdruck über 200 mmHg, da sie einen Kreislaufzusammenbruch verursachen kann

→ Venenentzündung und Thrombose, da Blut- und Lymphfluss dadurch behindert sind

→ Hautkrankheiten und Pilzbefall der Füße, da durch die Kreisbewegungen Keime und Pilzsporen auf gesundes Gewebe übertragen werden

→ Morbus Sudeck, da die normale Funktion der Nerven bei dieser Krankheit beeinträchtigt ist

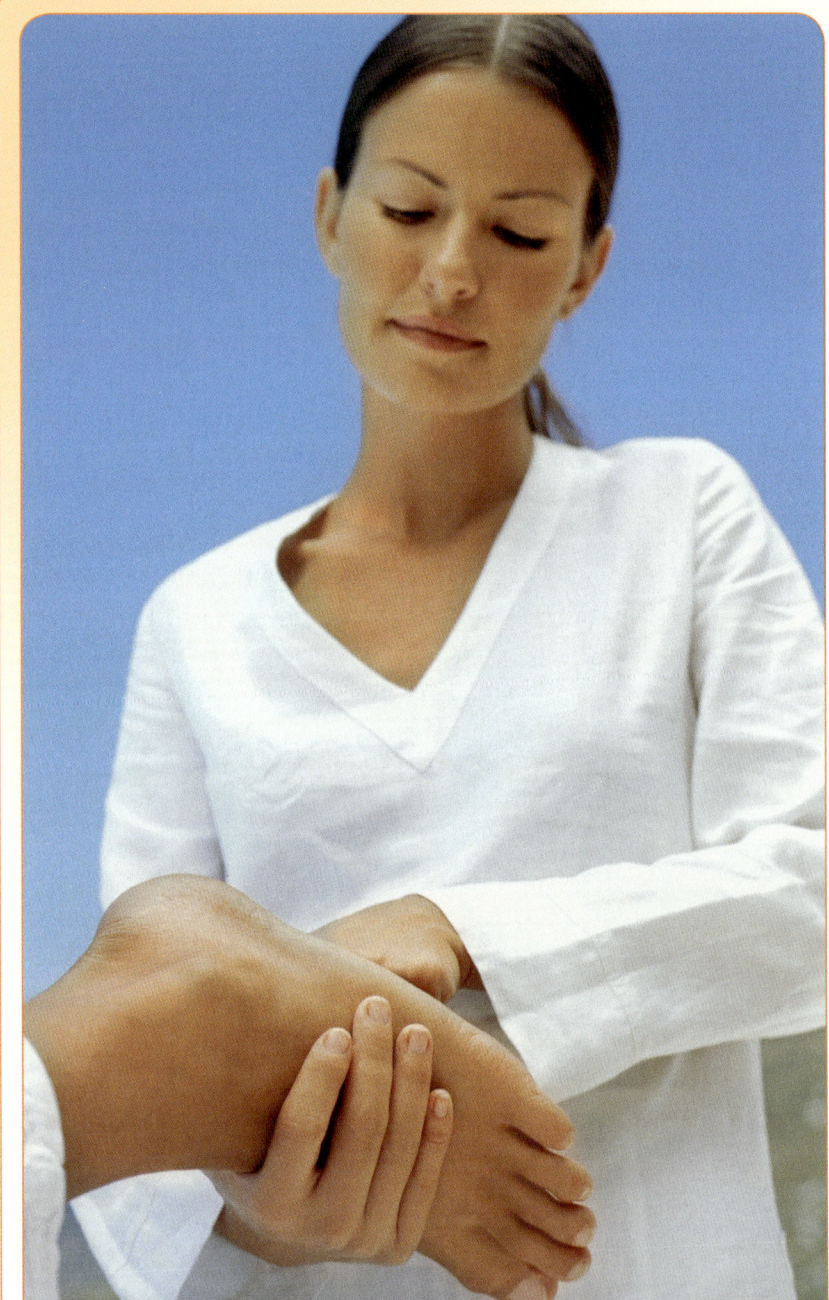

Die **Behandlung**

Bevor Sie die Massage beginnen, sollten Sie sich einen Überblick über die Lage der Reflexzonen am Fuß verschaffen. So können Sie deuten, was Sie tasten und die Reaktionen des Patienten auf die Massage richtig einordnen.

Symptomzonen und Kausalzonen

Da die Reflexzonen sich gegenseitig beeinflussen, überlagern und im Krankheitsfall auch ausdehnen, unterteilt man sie in Symptom- und Kausalzonen. Die ersteren fallen Ihnen bei der Massage als beeinträchtigt auf, die zweiten sind die Verursacher dieser Störungen. So sind z. B. bei Patienten mit Nackenschmerzen nicht nur die Zonen auf den Zehenballen der großen Zehen gestört: Häufig ist Kurz- oder Weitsichtigkeit die Ursache von Haltungsfehlern und der Auslöser von Verkrampfungen an Hals und Nacken. Dann zeigen sich auch die Kausalzonen auf der zweiten und dritten Zehe angegriffen und müssen ebenfalls behandelt werden.

Die Bezugszonen

Von Referenz- oder Bezugszonen spricht man, wenn ein Organ wie z. B. das Herz, das anatomisch nur auf dem linken Fuß eine Reflexzone aufweisen sollte, auch durch eine Zone auf dem rechten Fuß beeinflussbar ist. Auch Magen und Leber haben eine Bezugszone am selben Punkt der linken Sohle, die ebenfalls untersucht und therapiert werden sollte.

Rechte und linke Fußsohle

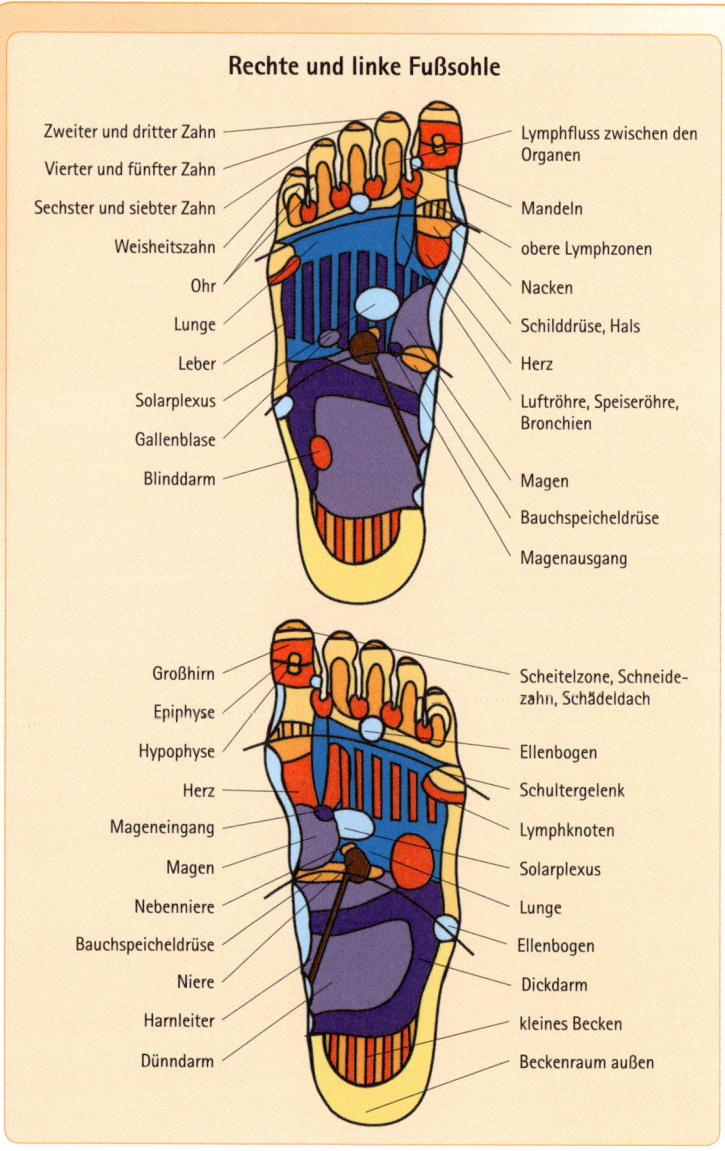

Zweiter und dritter Zahn

Vierter und fünfter Zahn

Sechster und siebter Zahn

Weisheitszahn

Ohr

Lunge

Leber

Solarplexus

Gallenblase

Blinddarm

Lymphfluss zwischen den Organen

Mandeln

obere Lymphzonen

Nacken

Schilddrüse, Hals

Herz

Luftröhre, Speiseröhre, Bronchien

Magen

Bauchspeicheldrüse

Magenausgang

Großhirn

Epiphyse

Hypophyse

Herz

Mageneingang

Magen

Nebenniere

Bauchspeicheldrüse

Niere

Harnleiter

Dünndarm

Scheitelzone, Schneidezahn, Schädeldach

Ellenbogen

Schultergelenk

Lymphknoten

Solarplexus

Lunge

Ellenbogen

Dickdarm

kleines Becken

Beckenraum außen

Hüfte

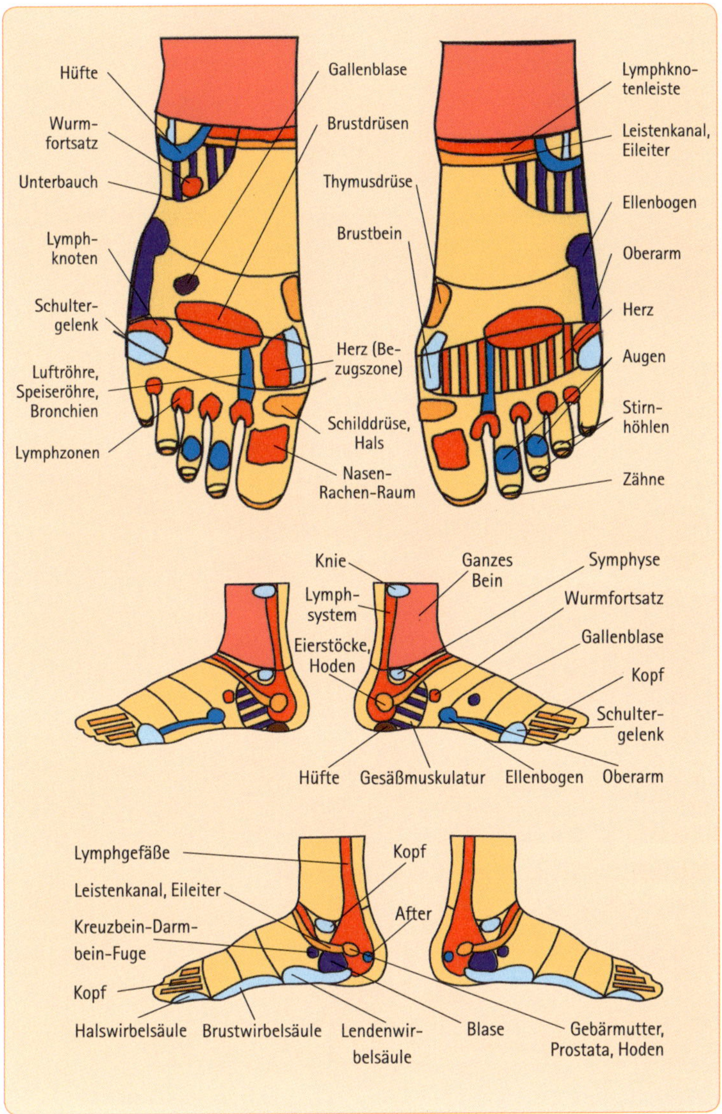

Wurm-
fortsatz

Unterbauch

Lymph-
knoten

Schulter-
gelenk

Luftröhre,
Speiseröhre,
Bronchien

Lymphzonen

Gallenblase

Brustdrüsen

Thymusdrüse

Brustbein

Herz (Be-
zugszone)

Schilddrüse,
Hals

Nasen-
Rachen-Raum

Lymphkno-
tenleiste

Leistenkanal,
Eileiter

Ellenbogen

Oberarm

Herz

Augen

Stirn-
höhlen

Zähne

Knie

Lymph-
system

Eierstöcke,
Hoden

Ganzes
Bein

Symphyse

Wurmfortsatz

Gallenblase

Kopf

Schulter-
gelenk

Hüfte   Gesäßmuskulatur   Ellenbogen   Oberarm

Lymphgefäße

Leistenkanal, Eileiter

Kreuzbein-Darm-
bein-Fuge

Kopf

Kopf

After

Halswirbelsäule   Brustwirbelsäule   Lendenwirbelsäule

Blase

Gebärmutter,
Prostata, Hoden

Vorbereitung der Behandlung

Vor Beginn der Massage sollten Sie eine bequeme, konzentrierte Arbeitsatmosphäre herstellen: Sorgen Sie dafür, dass der Raum ruhig, warm und gut durchlüftet ist. Besorgen Sie eine Liege oder ein Bett, damit der zu Behandelnde sich in Rückenlage ausstrecken und der Massierende zu seinen Füßen sitzen kann. Stellen Sie Musik, Telefon und andere Nebengeräusche ab. Halten Sie eine Decke, ein Paar Wollsocken, eine Nackenrolle und ein Kissen bereit, um den Patienten warm zu halten bzw. um seine Kniekehlen zu stützen. Sorgen Sie dafür, dass der zu Behandelnde vor der Massage die Füße waschen und abtrocknen kann. Schneiden Sie sich die Fingernägel kurz, damit Sie dem Partner keine Schmerzen zufügen und verwenden Sie keine Öls oder Cremes: Diese behindern die Tastfähigkeit Ihrer Finger, weil sie die Gleitfähigkeit steigern.

Die Atmung

Den Energiefluss im Körper lässt sich durch die Atmung steuern: Sollte der Behandelte während der Massage Schmerzen empfinden, muss er seinen Atem beim Einatmen an die schmerzende Stelle schicken und sich darauf konzentrieren, den Schmerz mit der Ausatmung aus dem Körper zu schicken. Verkrampft sich ihr Patient, setzen Sie die Massage kurzzeitig aus, oder verringern Sie den Druck. Verringern Sie den Druck der Massage auch, wenn der Massierte aufsteigende Kälte in den Beinen bemerkt: Sie haben dann mit zu hohem Druck massiert und sollten die Behandlung unterbrechen, bis die Durchblutung der Beine sich stabilisiert hat und Beine wie Füße wieder warm geworden sind. Entspannen sollten sich beide: Masseur und Massierter. Beide dürfen die Beine nicht verkrampfen, beide sollten Rücken- und Nackenmuskulatur locker lassen.

Ihre Pflichten

Handeln Sie verantwortlich: Der Behandelte erwartet Hilfe von Ihnen. Er vertraut sich Ihnen an. Im Gegenzug sollten Sie vertrauenswürdig mit ihm umgehen: Sichern Sie Ihre Diagnose ab, lassen Sie sie durch einen Arzt oder Heilpraktiker bestätigen.

→ Setzen Sie weder den Patienten noch sich selbst unter Erfolgsdruck: Behandeln Sie nur, wenn Sie eine Behandlung zuverlässig leisten können.

→ Lassen Sie sich nicht von einem Symptom zu voreiligen Schlüssen verleiten, sondern behandeln Sie konzentriert beide Füße. Bearbeiten Sie gestörte Zonen, auch wenn in der Logik der Schulmedizin nichts dafür spricht.

→ Nur wenn Sie Arzt, staatlich geprüfter Masseur oder anerkannter Heilpraktiker sind, dürfen Sie gegen Entgelt behandeln.

Die vier Grundgriffe der Fußreflexzonenmassage

Das maßgebliche Werkzeug der Reflexzonenmassage ist der Daumen. Er ertastet die Störung und beseitigt sie mittels folgender Griffarten.

Der Raupengriff

Die massierende Hand liegt völlig auf dem Fuß auf. Indem Sie das Daumenendglied wechselweise abknicken und wieder strecken, üben Sie wechselnden Druck auf den Fuß aus. Der Daumen bewegt sich dabei raupenartig über den Fuß. Der Kontakt zwischen Daumenkuppe und Haut bleibt immer erhalten. So entsteht eine Reihe an- und abschwellender Impulse.

Der Zeigefingerdruck

Wenn Sie Zonen bearbeiten, die dem Daumen schwer zugänglich sind, wie z. B. die Zeheninnenseiten, dann führen Sie den Raupengriff mit dem Zeigefinger aus.

Der Zangengriff

Dieser Griff wird auch melkender Griff genannt, da bei ihm Daumen- und Zeigefingerkuppe gegeneinander drücken, streichen oder ziehen. Wenden Sie diesen Griff im Zehenbereich und an der Fußaußenseite an.

Die drei erwähnten Griffe funktionieren nur mit leichtem Druck, denn sie sollen nicht nur Impulse aussenden, sondern gleichzeitig Veränderungen in den verschiedenen Hautschichten erspüren und ertasten, was unter der Haut der Reflexzone vor sich geht.

Der sedierende Griff

Kleine Reize regen an, starke Reize hemmen, stärkste Reize lähmen. Dieses biologische Grundgesetz gilt auch in der Fußreflexzonenmassage. Mit dem sedierenden Griff, einem konstanten, harten, punktartigen Druck der Daumenkuppe auf die Reflexzone, machen Sie es sich gegen starke Schmerzen zunutze. Der sedierende Griff dauert zwischen zehn Sekunden und zwei Minuten. Er lässt den Schmerz zunächst anwachsen und dann vollständig abklingen. Er dient also zur vorübergehenden Unterdrückung des Schmerzes. Er hat keine therapeutische Wirkung und sollte maximal zweimal nacheinander angewendet werden,

z. B. bei Zahnschmerzen, Ohrenschmerzen oder Migräne, bei Ischiasschmerzen, Bandscheibenschäden oder prämenstruellen Schmerzen. Mehrfach angewendet kann der sedierende Griff eine Diagnose verschleiern oder unmöglich machen!

Die Massagetechniken

Zur Massage fassen Sie den Fuß mit beiden Händen. Ihre Daumen berühren die Fußsohle. Der Daumenballen hält ebenfalls größtmöglichen Hautkontakt, denn er unterstützt die kreisende Bewegung des Daumens, indem er die Impulse aus der Schulter weiterleitet. Die restlichen Finger umfassen den Fußrücken. Diejenige Hand, die nicht massiert, übt leichten Gegendruck zum kreisenden oder drückenden Daumen aus. Man nennt sie die Stützhand. Insbesondere bei den empfindlichen Zehen garantiert die Stützhand, dass Fuß und Gelenke weder dem Daumendruck nachgeben, noch ihm ausweichen, noch nach vorn abknicken.

Die Streichungen

Jede Massage beginnt damit, dass der Daumen in streichenden Bewegungen den gesamten Fuß, einschließlich des Fußgelenks, erwärmt, ertastet und erfasst. Durch das Streichen schaffen Sie die Vorraussetzungen für eine optimale Behandlung: Sie regen die Durchblutung des Fußes an, entspannen ihn und lernen seine Eigenheiten kennen.

Die Wellenbewegung

Ist der Fuß erwärmt, arbeiten Sie mit dem Raupengriff weiter. Dabei üben Sie mit der Daumenkuppe stetig anwachsenden und abklingenden Druck in die Tiefe des Gewebes aus. Sie erreichen so eine anschwellende und abschwellende Bewegung, die aus der Mitte des Handballens erwächst.

Die Kreisbewegung

Der Daumen bewegt sich in dieser Wellenbewegung rechts- oder linksherum oder linksherum kreisend, um Oberhaut und Bindegewebe gegeneinander verschieben zu können. In kleinen Kreisen wird der Fuß in einer Richtung (egal ob von den Zehen zur Ferse oder umgekehrt) Zone für Zone durchgearbeitet.

Die Handhaltung

Damit diese Kreisbewegung aus der Schulter und keinesfalls aus dem Daumenballen (Überbeanspruchung!) heraus erfolgt, müssen Handgelenk und Ellenbogen eine Achse bilden. Der Unterarm sollte einen rechten Winkel zum Oberarm einhalten. Diese Haltung garantiert, dass die Bewegung von der Schulter ausgeht.

Die Sitzhaltung

Bei der Selbstmassage setzen Sie sich auf einen Sessel oder Stuhl mit gerader Lehne. Stützen Sie Ihren Rücken mit einem Kissen. Legen Sie das linke Bein angewinkelt auf den Oberschenkel des rechten Beins, so dass die Fußsohle nach oben zeigt. Nach der Behandlung des linken Fußes wechseln Sie die Beinstellung. Wenn Sie andere massieren, setzen Sie sich vor die locker ausgestreckten Füße Ihres Patienten, diese sollten auf der Höhe Ihrer Ellenbogen liegen.

Der Sichtbefund

Wie fühlt sich der Fuß an, welche Hinweise auf Erkrankungen liegen vor, wenn:

→ Die Knochen-, Bänder- oder Gefäßstruktur verändert ist

→ Auf der Haut, im Unterhautgewebe, an Gelenken und Knochen Verhärtungen, Schwellungen oder Knoten sichtbar werden

→ Hautpartien verfärbt, gerötet oder zu blass aussehen, oder wenn sie ausgetrocknet und rissig oder zu feucht und schweißig sind

→ Zehen, Zehengelenke, Mittelfuß oder Fußgelenk in ihrer Beweglichkeit reduziert sind

Der Tastbefund

Mit dem Raupengriff finden Sie heraus, ob die sichtbaren Veränderungen des Fußes

→ mit knirschenden, schwammigen oder knötchenartigen Gewebeveränderungen unter der Haut einhergehen

→ in die Tiefe des Gewebes reichen oder oberflächlich bleiben

→ in andere Bereiche oder Zonen hin ausstrahlen

Die Diagnose

Verdacht auf eine akute Erkrankung besteht, wenn auf die Massage einer Zone ein scharfer, oberflächlicher, stechender oder schneidender, kurzer Schmerz folgt. Folgt ein dumpfer, tiefer, anhaltender Schmerz, können Sie auf eine chronische Erkrankung schließen.

Die Therapie

Ein Fuß wird nach dem anderen behandelt. Der unbehandelte Fuß wird warm eingepackt. Erwärmen Sie den Fuß durch Streichungen. Beobachten Sie dabei Auffälligkeiten. Ertasten Sie Veränderungen beim Streichen und durch den Raupengriff.

Massage des Verdauungstraktes

Bearbeiten Sie die Reflexpunkte des Verdauungsapparats:

→ Die Zone des Magens und seine Bezugszone massieren Sie an beiden Fußinnenseiten etwa einen Daumen breit unter dem Ballen.

→ Den Zwölffingerdarm beeinflussen Sie an der rechten Fußsohle durch Druck auf den Punkt unterhalb der Magenzone im Bereich des dritten Strahls. Massieren Sie diese Reflexzone in kleinen Kreisen.

→ Die Bauchspeicheldrüsenzone liegt an derselben Stelle und ist besser auf dem linken Fuß tastbar.

→ Leber und Gallenblase behandeln Sie auf dem rechten Fuß unterhalb der Auftrittsfläche des Zehenballens auf dem dritten bis fünften Strahl. Sie wird mit kräftigem, in die Tiefe gehendem Druck massiert.

→ Die Zone der Milz finden Sie nur an der linken Fußsohle an der Basis des äußersten Mittelfußknochens auf dem vierten und fünften Strahl.

→ Die Zone des Dünndarms ist eine kreisförmige Fläche mit ca. drei Zentimetern Durchmesser oberhalb der Fersenauftrittsfläche zwischen zweiten und viertem Strahl. Sie ist auf beiden Füßen lokalisiert.

→ Die Dickdarmzone massieren Sie beginnend am äußeren Fersenende des rechten Fußes, mit dem rechten Daumen aufsteigend bis oberhalb der Fersenauftrittsfläche. Mit quer gestelltem Daumen massieren Sie bis zur Fußinnenseite. Sie wechseln danach den Fuß und arbeiten an der Fußinnenseite des linken Fußes mit dem Daumen der linken Hand weiter bis zur Außenseite des linken Fußes. Dann massieren Sie kreisförmig langsam nach unten in Richtung Ferse.

→ Die Reflexzonen des Mastdarms massieren Sie an den Innenkanten der Fersenauftrittsfläche.

Die tägliche Entspannungsmassage

Wer unter Leistungsdruck, Konkurrenz und ständiger Anspannung leidet, kann seine Stresssymptome durch eine Massage der psychovegetativen Punkte behandeln. Um sich zu entspannen massieren Sie wie folgt:

→ Brustwirbelsäule – ihre Zone beginnt unterhalb des Großzehenballens auf der Fußinnenkante und endet am höchsten Punkt des Fußgewölbes.

→ Lendenwirbelsäule – massieren Sie die Fußinnenseite vom Fußgewölbe bis unterhalb des Innenknöchels.

→ Hypophyse und Epiphyse – die Zonen beider Drüsen decken sich. Sie ziehen sich um das oberste Großzehengelenk.

→ Schädelbasis – die Zone, die diesen Austrittspunkt der Nerven in die Wirbelsäule repräsentiert, liegt an der Innenseite des zweiten Glieds der großen Zehe.

→ Lunge – ihre Zone reicht vertikal über den ganzen Mittelfuß und nimmt den größten Teil der Fußballen beider Füße ein.

→ Leber und Gallenblase – behandeln Sie sie auf dem rechten Fuß unterhalb der Auftrittsfläche des Zehenballens.

→ Milz – massieren Sie auf der linken Fußsohle die Basis des äußersten Mittelfußknochens.

→ Nieren und Nebennieren – die Zonen der Nieren liegen auf beiden Fußsohlen in der Mitte des Fußgewölbes zwischen dem zweiten und dritten Mittelfußknochen.

→ Schilddrüse – Sie lokalisieren sie zwischen dem zweiten Zehenglied der großen Zehe und dem Mittelfußknochen.

→ Solarplexus – Der Punkt liegt in Fußmitte über der Nierenzone.

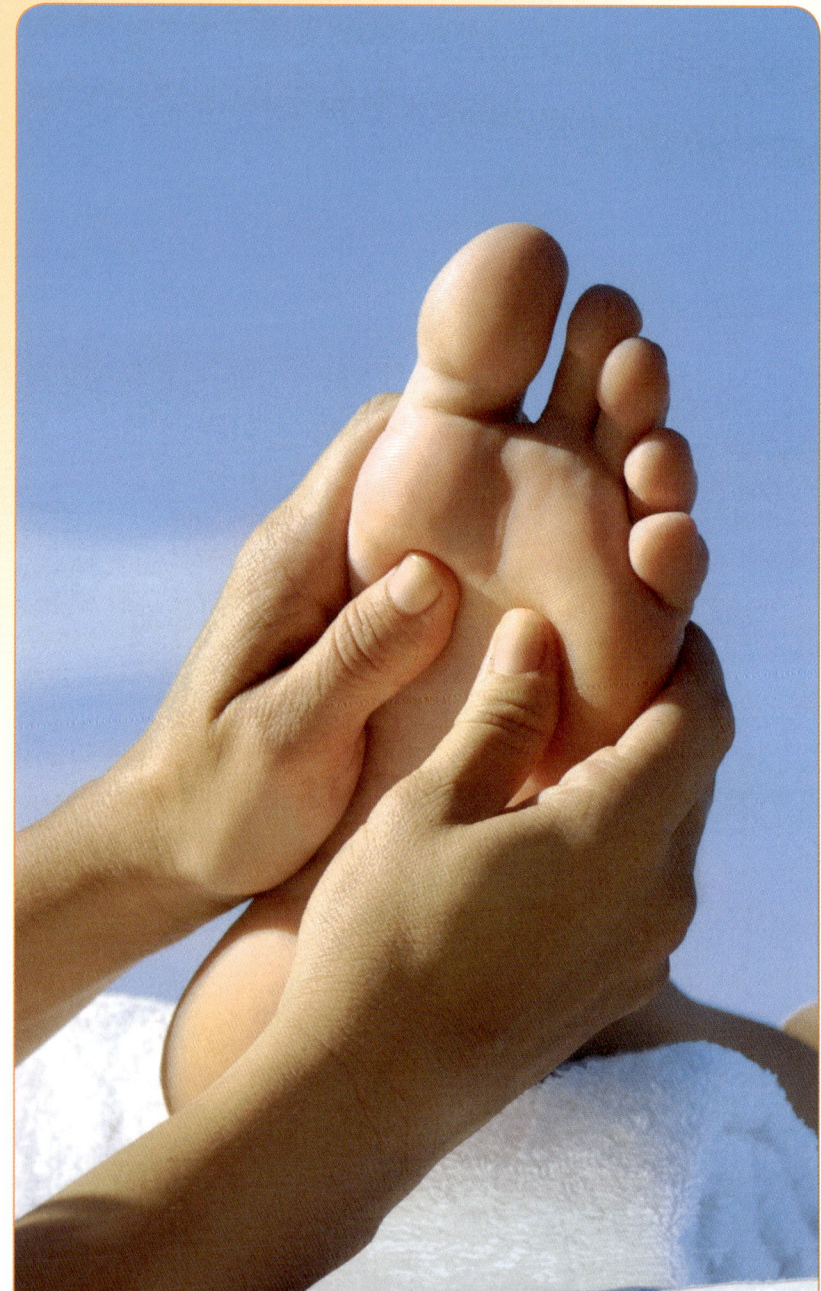

Beschwerden be-handeln von A bis Z

Abwehrschwäche

Abwehrschwäche oder Immunschwäche ist eine sehr gefährliche Krankheit, weil sie die biologische Selbsterhaltung des Körpers, sein Immunsystem, außer Kraft setzt.

Die Funktionsweise des Immunsystems

Die Immunabwehr des Körpers arbeitet in mehreren Schritten: Zuerst erkennt sie, ob Fremdstoffe in den Organismus gelangt sind, dann beseitigt sie die körperfremden Viren, Bakterien oder Tumorzellen, und zum Dritten speichert sie die Informationen über die fremden Zellen oder Antigene in den Gedächtniszellen. So kann der Körper gegen einmal erkannte feindliche Organismen spezifische Abwehrkörper produzieren und sie im Bedarfsfall, bei Grippe, Bronchitis oder Mandelentzündung, sofort einsetzen.

Es sind spezielle weiße Blutkörperchen, die Lymphozyten, die die körpereigene Abwehr bilden. Sie werden im Knochenmark gebildet. Ein Teil der Lymphozyten gelangt über die Lymphgefäße in die Thymusdrüse. Dort bilden sich daraus dann die Killerzellen (T-Lymphozyten): Diese Zellen »fressen« alle körpereigenen Zellen, die bereits von Viren befallen sind. Ein weiterer Teil der Lymphozyten gelangt in die Milz und die Lymphknoten, und wird dort in B-Lymphozyten umgewandelt. B-Lymphozyten produzieren die Antikörper oder Immunglobuline, die sich an die Oberfläche der Fremdkörper heften und sie bewegungsunfähig machen.

Mögliche Ursachen

Immundefekte können erblich bedingt sein: Die Fresszellen, die T-Lymphozyten oder die B-Lymphozyten arbeiten fehlerhaft. Abwehrschwäche ist jedoch häufig die Folge von chronischem Bewegungs- und Konditionsmangel, von Dauerüberlastung, von eiweißarmer Ernährung sowie von langjährigem Alkohol- und Nikotinmissbrauch. Eine Immunschwäche tritt auch nach bestimmten Virusinfektionen wie Masern oder Windpocken gehäuft auf.

Symptome: Infektionskrankheiten wie grippale Infekte, Bronchitis, Harnwegsentzündungen, Herpes oder Mandelentzündungen treten in immer kürzeren Abständen auf, ihr Verlauf ist schwerer als gewöhnlich und ihr Heilungsprozess ist stark verlangsamt.

Behandlung: Massieren Sie alle Lymphzonen zwischen den Zehen, dann die Zone der Thymusdrüse an der Innenseite des Fußballens. Fahren Sie fort mit der Zone der Lymphknoten unterhalb der kleinen Zehe auf dem Vorfußrücken, massieren Sie die darunter liegende Leistenzone und zuletzt die Milzzone an der Außenseite der linken Fußsohle, in der Mitte des Mittelfußknochens (siehe Grafik S. 33).

Behandlungsdauer: 1- bis 2-mal pro Woche in Langzeittherapie

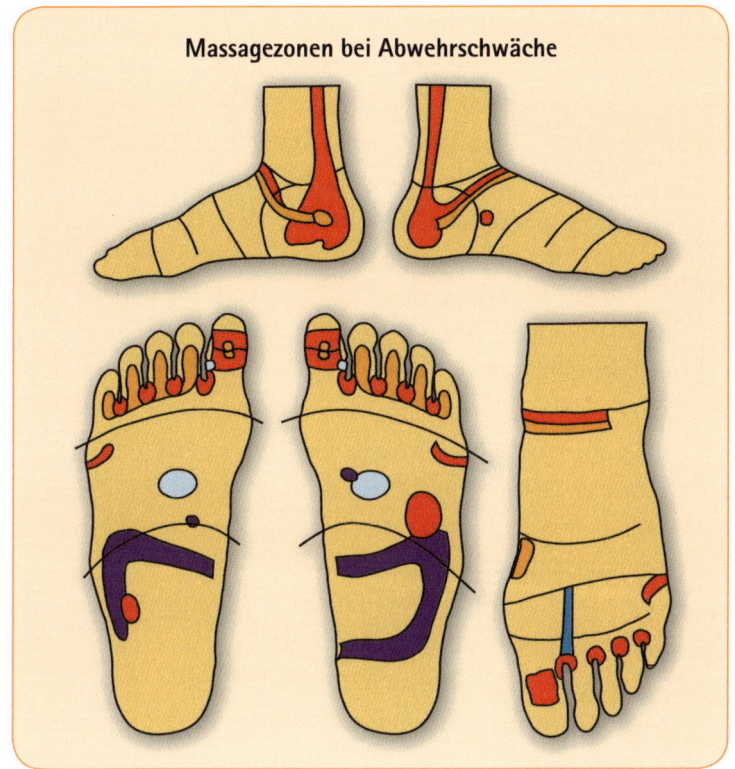

Massagezonen bei Abwehrschwäche

Allergien

Bei Allergien weichen die Reaktionen des Organismus auf körperfremde Stoffe, sei es Heuschnupfen, Hausstaub- oder Nahrungsmittelallergie, vom Normalmaß ab: Egal, ob der Körper Blütenpollen, Staubmilben, Insektengifte oder auch Eiweißstoffe in der Nahrung als »fremd« und somit »feindlich« einstuft, seine natürliche Immunabwehr arbeitet immer nach demselben Schema: Es kommt zu einer allergischen Reaktion.

Was ist eine Allergie?

Dringt in den Organismus ein unbekannter Stoff ein, wird die natürliche Immunabwehr aktiv: Der Körper aktiviert die Phagozyten oder Fresszellen. Sie vernichten die Fremdkörper, indem sie diese auffressen. Durch Botenstoffe veranlassen sie zudem den Körper, Proteine herzustellen, die sich den Strukturen der Erreger anpassen. Diese Proteine können ungehindert in die Zellwände der Fremdkörper eindringen und sie von innen heraus zersetzen. Damit ist der Erreger identifiziert und die Lymphozyten können im zweiten Schritt der Abwehr Antikörper herstellen, deren chemisches Profil auf die Zellmembran der Eindringlinge zugeschnitten ist. Diese Antikörper heften sich an die Oberfläche anderer Körperzellen, der Mastzellen, bis die gleichen Fremdkörper wieder in den Körper eindringen. Bei einem nächsten Kontakt mit dem gleichen Fremdkörper reagieren die Antikörper vernichtend: Sie bekämpfen die Antigene. Dazu öffnet sich die Zellmembran der Mastzellen, aus dem Zellinneren treten Histamine und Serotonine ins umliegende Gewebe ein und erweitern die Blutgefäße. Die natürliche Immunabwehr des Körpers (die Antigene bindenden T-Lymphozyten und die Antikörper bildenden B-Lymphozyten) kommt so schneller an ihr Ziel. Gleichzeitig verengen die Histamine die Bronchien, damit keine weiteren Fremdkörper über die Atemwege in den Körper gelangen können.

Das Immunsystem eines Allergikers setzt beim Kontakt mit normalerweise unschädlichen Substanzen zu viele Histamine und Serotonine frei. Histamine und Serotonine lösen eine heftige Entzündungsreaktion des Körpers aus: Fieber, Hautrötungen und Hautschwellung sind die Folge. Darauf reagiert der Körper, indem er vermehrt Lymphozyten aktiviert, Lymphfluss und Schleimsekretion steigern sich.

Allergisches Asthma bronchiale

Werden durch Freisetzung zu vieler Histamine die Bronchien zu stark verengt, tritt hochgradige Atemnot auf. Der Allergiker ist am Ausatmen gehindert.

Anaphylaktischer Schock

Der anaphylaktische Schock ist die schwerste allergische Reaktion. Das Eindringen großer Allergenmengen (z. B. nach Bienen- oder Wespenstichen) in das Blut führt dabei zu einer plötzlichen Gefäßerweiterung, die den Blutdruck absinken lässt. Es kann zu einem tödlichen Kreislaufzusammenbruch kommen.

Mögliche Ursachen

Allergien können vererbt sein. Insbesondere wenn beide Elternteile Allergiker sind, steigt das Risiko allergischer Erkrankungen der Kinder auf über 50 Prozent. Tritt eine Nahrungsmittelallergie auf, hilft nur eine Diät, die das Allergen vermeidet.

Die häufigsten Allergieauslöser sind Blütenpollen (Heuschnupfen), der Kot der Hausstaubmilben (Hausstauballergie), Tierhaare, Schimmelpilze und Weizengluten sowie Milch-, Hühner- und Fischeiweiß. Als Allergene erweisen sich auch ungezählte chemische Substanzen: Neben Konservierungsmitteln und Schädlingsbekämpfungsmitteln sind Zementstaub, Formaldehyd, Schwefeldioxid, Farbstoffe und Zusätze in Kosmetika und Sonnenschutzmitteln als Allergieauslöser bekannt. Allergien können auch infolge einer Antibiotikabehandlung auftreten.

Symptome bei Heuschnupfen und Hausstauballergie: tränende, brennende, gerötete Augen, gesteigerte Nasensekretion verbunden mit häufigem Niesen, asthmatische Anfälle, erhöhte Temperatur, Kopfschmerzen, Appetitlosigkeit

Symptome bei allergischem Asthma bronchiale: stoßartige Einatmung ohne ausreichendes Abatmen, Engegefühl in der Brust, krampfartiger Husten, blaue Lippen, Erstickungsangst

Symptome bei Nahrungsmittelallergie: Verdauungsstörungen, Blähungen, Durchfall, Migräne, Atemnot und Gelenkschmerzen

Symptome eines anaphylaktischen Schocks: sich schnell verschlechterndes Allgemeinbefinden, Atemnot, Schwindelgefühl, Schweißausbrüche, Bewusstseinsverlust

Behandlung: Massieren Sie die Reflexzonen der Lymphgefäße und Drüsen. Behandeln Sie dann die Reflexzone der Milz und die Nierenzone. Die Zone für die Nieren liegt an beiden Fußsohlen auf dem dritten und vierten Strahl in der Mitte des Fußgewölbes. Massieren Sie weiter die Zone des Solarplexus und schließlich die Zonen des Dünndarms und des Dickdarms sowie die Reflexzonen von Leber und Gallenblase auf der Sohle unterhalb der Ballen der vierten und der kleinen Zehe. Beenden Sie die Massage mit den Zonen der Zähne, Mandeln und Nebenhöhlen (siehe Grafik Seite 37).

Behandlungsdauer: 1- bis 2-mal pro Woche; auch nach Abklingen der Allergie sollten Sie die Behandlung weiterführen.

Achtung: Allergien gehören in ärztliche Behandlung, damit z. B. aus Heuschnupfen kein Asthma bronchiale wird!

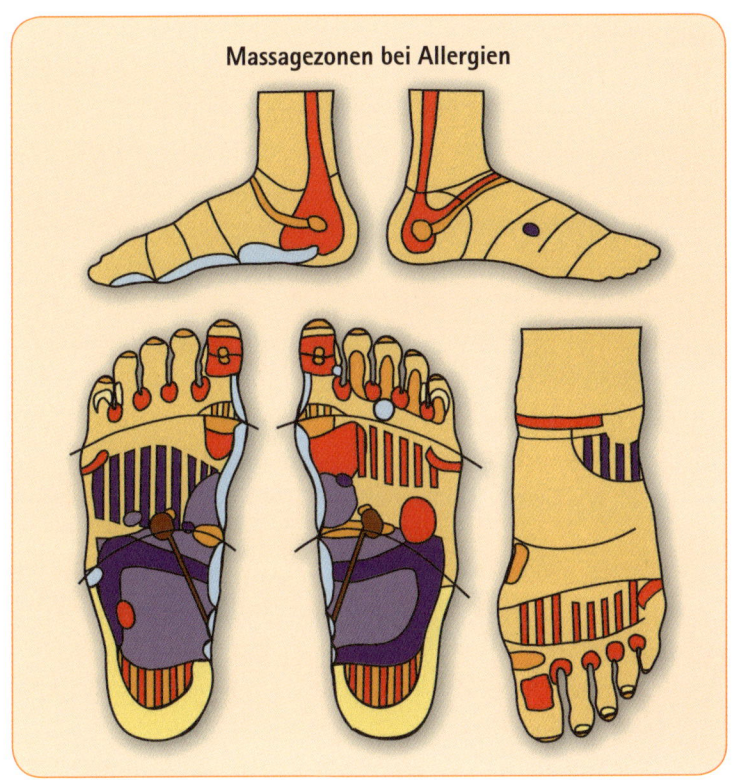

Massagezonen bei Allergien

Therapieergänzung

Unterstützen Sie das Immunsystem bei seiner Arbeit, indem Sie sich ausgewogen und besonders Vitamin-C-reich ernähren, denn Vitamin C ist ein natürliches Antihistaminikum. Es bindet einen Teil des überschüssigen Histamins und baut es zu einer harmlosen Säure ab. Meiden Sie kalziumreiche Nahrungsmittel, da Kalzium die Histaminproduktion anregt. Achten Sie stattdessen auf magnesiumreiche Kost, Magnesium bindet Kalzium.

Blähungen

In einem gesunden Verdauungstrakt arbeiten die Organe Hand in Hand an der vollständigen Zerkleinerung und Verwertung der Nahrung. Nach der Vorverdauung durch den Speichel in der Mundhöhle gelangt der Speisebrei in den Magen. Hat die Magensäure die Nahrung in ihre Bestandteile aufgespalten, gelangt der Nahrungsbrei in den Dünndarm. In diesem schlauchartigen, etwa sieben Meter langen Verdauungsorgan wird die Nahrung mit Hilfe von Gallensaft und Bauchspeicheldrüsensekret in ihre molekularen Bestandteile zerlegt. Durch die poröse Darmwand werden Nährstoffe ausgefiltert; sie diffundieren in die Haargefäße des Blutkreislaufs. Die Nahrungsüberreste gelangen in den Dickdarm, wo sie die Bakterien der Darmflora weiter zersetzen.

Symptome bei Blähungen: Leibschmerzen, Rumoren im Bauch, aufgeblähter Bauch, Abgang von Winden, Darmkollern und Darmkrämpfe

Behandlung: Massieren Sie die Reflexzonen des gesamten Verdauungsapparats, vom Mund-Rachen-Raum über Speiseröhre, Magen, Bauchspeicheldrüse, Leber, Gallenblase, Milz und Dünndarm bis zu Dickdarm und Mastdarm (siehe Seite 39).

Behandlungsdauer: 1- bis 2-mal pro Woche in Langzeittherapie

Achtung: Durch Kaffee, Nikotin und Alkohol beeinträchtigen Sie den Muskeltonus im Magen-Darm-Trakt. Dann können Blähungen und Verstopfung die Folge sein.

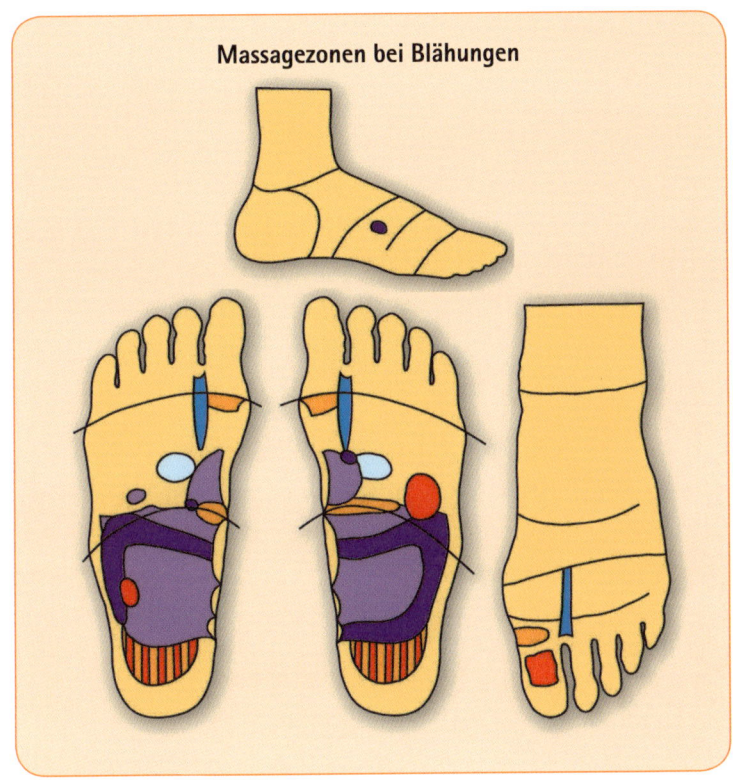

Massagezonen bei Blähungen

Dem Brei wird Wasser entzogen, er gelangt in den Mastdarm und wird als Stuhl ausgeschieden.

Ist auch nur einer dieser ineinander greifenden Schritte unvollständig, weil z. B. die Speisen nicht richtig gekaut werden oder die Bakterienbesiedelung des Darms (z. B. durch Antibiotika) dezimiert ist, wird die Verdauung gestört: Der Magen macht sich bemerkbar, der Darm rumort, Bauchschmerzen, Krämpfe und Unwohlsein sind die Folge.

Mögliche Ursachen

Bei häufigen Blähungen können unzureichende Kaubewegungen und ein unzureichender Gallenfluss die Verursacher sein. Möglicherweise ist die Magenschleimhaut angegriffen. Sie gibt dann zu wenig Magensäure und Verdauungsenzyme ab, und die Nahrung wird im Magen lediglich anverdaut. Sie kommt unaufgespalten in den Darm. Da der Darm die vollständige Verdauung allein nicht leisten kann, beginnen die Nahrungsüberreste zu gären, zu faulen und entwickeln Faulgase.

Therapieergänzung

Eine Umstellung der Ernährungsweise kann den Darm langfristig sanieren: Gegen Blähungen hilft eine ballaststoffreiche Kost mit viel Vitamin A und B-Vitaminen (z. B. aus Karotten, Kohl, Erbsen, Bohnen, Avocados, Aprikosen, Pfirsichen oder Leber). Nehmen Sie zudem gezielt essenzielle Fettsäuren aus Keimölen zu sich.

Blasen- und Harnwegsentzündungen

Die Nieren produzieren täglich etwa zwei Liter aus dem Blut gefilterte Stoffwechselschlacken, den Endharn. Dieser Endharn wird über die ableitenden Harnorgane Harnleiter, Harnblase und Harnröhre aus dem Körper ausgeschieden. Die Harnleiter sind muskulöse, röhrenförmige, mit Schleimhaut ausgekleidete Gefäße. Sie ziehen sich rhythmisch zusammen und beschleunigen so den Abfluss des Harns aus den Nieren in die Blase. Die Harnblase ist ebenfalls ein muskulöses, mit Schleimhaut ausgekleidetes Hohlorgan. Sie hat bis zu zwei Liter Fassungsvermögen. Sie liegt unter dem Bauchfell über dem Schambein und mündet nach unten in die Harnröhre. Über die Harnröhre wird der Harn ausgeschieden.

Beim Mann durchzieht sie die Vorsteherdrüse (Prostata) und das Glied. Die Harnröhre der Frau ist wesentlich kürzer als beim Mann, daher sind Harnwegs- und Blaseninfektionen bei Frauen häufiger. Zu Entzündungen der Harnwege kommt es, wenn zu viele Bakterien aus dem Enddarm oder aus Entzündungsherden der Geschlechtsorgane in die Blase und in Richtung Nieren wandern.

Mögliche Ursachen

Neben mangelnder kann auch übertriebene Hygiene zum Keimbefall führen: Intimsprays zerstören die Schleimhäute.

Symptome bei Harnwegsentzündungen: häufiger Harndrang, Brennen beim Wasserlassen, Schmerzen im Unterbauch

Symptome bei Blasenentzündungen: gesteigerter Harndrang, bei dem jeweils nur wenig Urin ausgeschieden wird, Schmerzen und Krämpfe beim oder nach dem Wasserlassen, Eintrübung oder blutige Verfärbung des Urins

Behandlung: Massieren Sie nacheinander die Reflexzonen der Harnblase, der Harnleiter und der Nieren. Bearbeiten Sie dann die Zonen der Beckenlymphbahnen, der Geschlechtsorgane, der Prostata und der unteren Wirbelsäule (S. 42).

Achtung: Eine unzureichend behandelte Blasenentzündung kann sich zu einer Nierenbeckenentzündung entwickeln. Suchen Sie bei den ersten Anzeichen einer Blasen- oder Harnwegsentzündung in jedem Fall den Arzt auf.

Behandlungsdauer: im akuten Fall täglich, dann 2-mal pro Woche

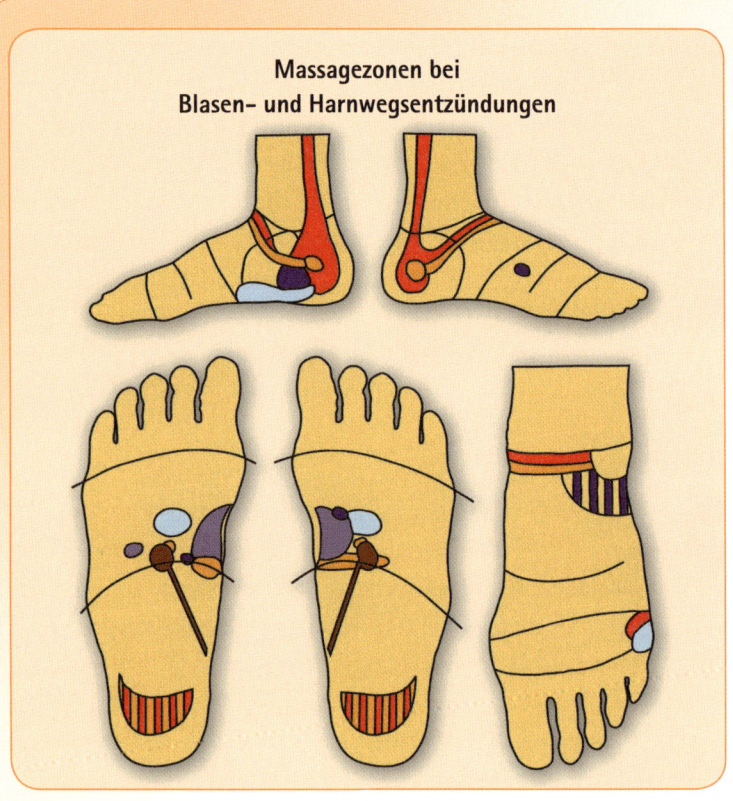

Massagezonen bei Blasen- und Harnwegsentzündungen

Auch eine Gebärmuttersenkung kann die Funktion der Blase beeinträchtigen. Infektiöse Erreger nisten sich zudem oft bei Scheidenausfluss und während der Schwangerschaft in der Blase ein.

Blutdruck, hoher und niedriger

Das Herz-Kreislauf-System setzt sich aus Herz, Schlagadern, Arterien, Venen und Kapillargefäßen zusammen. Es sorgt für die kontinuierliche Bewegung und die gleichmäßige Verteilung des Bluts im gesamten Organismus. Das Blut transportiert über die Arterien Sauerstoff, Nährstoffe und Hormone zu den einzelnen Organen. Durch die Haar- oder Kapillargefäße gelangt das nährstoffreiche Blut in das Gewebe, wo es den Stoffwechsel in den Zellen ermöglicht. Nach dem Stoffaustausch nimmt das Blut neben dem Kohlendioxid alle weiteren im Stoffwechsel entstandenen Abfallstoffe auf und leitet sie über den venösen Kreislauf zur Ausscheidung an Nieren, Leber und Darm weiter.

Der Blutdruck

Mit Hilfe des sich rhythmisch zusammenziehenden Herzmuskels und der Muskulatur der Gefäßwände wird das Blut in Bewegung gehalten. Wenn der Herzmuskel sich zusammenzieht (Systole), wird das Blut aus der linken Herzkammer in die Schlagader und von dort in die Arterien gepumpt, der Druck in den Gefäßen steigt. Erschlaffen die Herzmuskeln (Diastole), nimmt der Druck ab. Der Druck, mit dem der Blutstrom in den Gefäßen bewegt wird, schwankt folglich mit dem Herzschlag.

Beim Messen des Blutdrucks werden der maximale und der minimale Druck in den Gefäßen festgestellt. Daher werden Blutdruckwerte immer mit zwei Zahlen angegeben, z. B. beträgt der optimale Wert 120/80 mmHg.

Zu hoher Blutdruck – Hypertonie

Von Hypertonie spricht man, wenn mehrere Messungen zu verschiedenen Tageszeiten regelmäßig Blutdruckwerte über 160/90 mmHg ergeben. Ein zu hoher Blutdruck ist ein Risikofaktor für Herz- und Gefäßkrankheiten, da er sowohl das Herz als auch die Blutgefäße ständig überbelastet.

Zu niedriger Blutdruck – Hypotonie

Es handelt sich um Hypotonie, wenn mehrere Messungen zu unterschiedlicher Tageszeit einen systolischen Blutdruckwert von unter 100 mmHg aufweisen. Zu niedriger Blutdruck beeinträchtigt das Lebensgefühl: Er macht müde und schlaff und senkt die körperliche und geistige Leistungsfähigkeit. Zudem führt er zu Konzentrationsschwierigkeiten und übermäßigem Schlafbedürfnis.

Mögliche Ursachen der Hypertonie

Die häufigsten Verursacher von Bluthochdruck sind organische Veränderungen des Gefäßsystems. Durch fett- und kalkartige Ablagerungen an den Innenwänden der Arterien verlieren die Blutgefäße einerseits an Elastizität, andererseits verringert sich ihr Volumen. Da die sie durchfließende Blutmenge jedoch gleich bleibt, erhöht sich der Druck, mit dem sich das Blut in den Gefäßen bewegt. Der Blutdruck kann auch durch Stress beeinträchtigt werden: Optische und akustische Reizüberflutung, beständige Anspannung und chronische Überanstrengung beeinflussen das ve-getative Nervensystem: Es steigert die Spannung in den Blutgefäßen, und somit steigt auch der Blutdruck. Weitere mögliche Auslöser von Bluthochdruck können chronische Nierenleiden oder Fehlfunktionen innerer Drüsen, z. B. der Nebennieren, sein.

Mögliche Ursachen der Hypotonie

Depression, Trauer, Unlust führen über das vegetative Nervensystem zu einer Entspannung der Gefäße. Der Blutdruck sinkt. Blutverlust durch Menstruation, aber auch Blutzucker- und Nährstoffmangel können ebenfalls Auslöser einer Hypotonie sein. Beziehen Sie in die Auswertung der Mess-

Symptome bei Hypertonie: Herzklopfen, Schwindel, Wahrnehmung des Pulsschlags als Echo im Kopf oder als Pochen in Hals und Brust, Schlafstörungen, Atemnot, Kopfschmerzen, Nasenbluten

Symptome bei Hypotonie: Müdigkeit, Mattigkeit, übermäßiges Schlafbedürfnis, Schwindel, Ohnmachtsanfälle, Hautblässe, Schweißausbrüche, Wetterfühligkeit, Sehstörungen; typisch ist, dass die Beschwerden im Liegen verschwinden.

Behandlung bei Hypertonie: Massieren Sie die Zonen der Drüsen – Hypophyse, Epiphyse, Schilddrüse, Thymusdrüse und Nebennieren. Dann behandeln Sie die Zonen des Nackens, der Wirbelsäule, der Verdauungs- und Unterleibsorgane. Überprüfen Sie die Zonen der Zähne, der Gallenblase und der Nieren auf Störungen. Zuletzt massieren Sie leicht die Reflexzonen des Herzens, des Kopfs und des Solarplexus. Die Herzzone liegt auf der linken, ihre Bezugszone auf der rechten inneren Fußsohle unterhalb des Zehenballens (siehe Grafik Seite 46).

Behandlung bei Hypotonie: Die Reflexzonentherapie wird in derselben Reihenfolge wie bei Hypertonie angewendet. Hilfreich sind auch Kneippsche Güsse oder morgendliche Bürstenmassagen.

Behandlungsdauer: 1- bis 2-mal pro Woche in Langzeittherapie

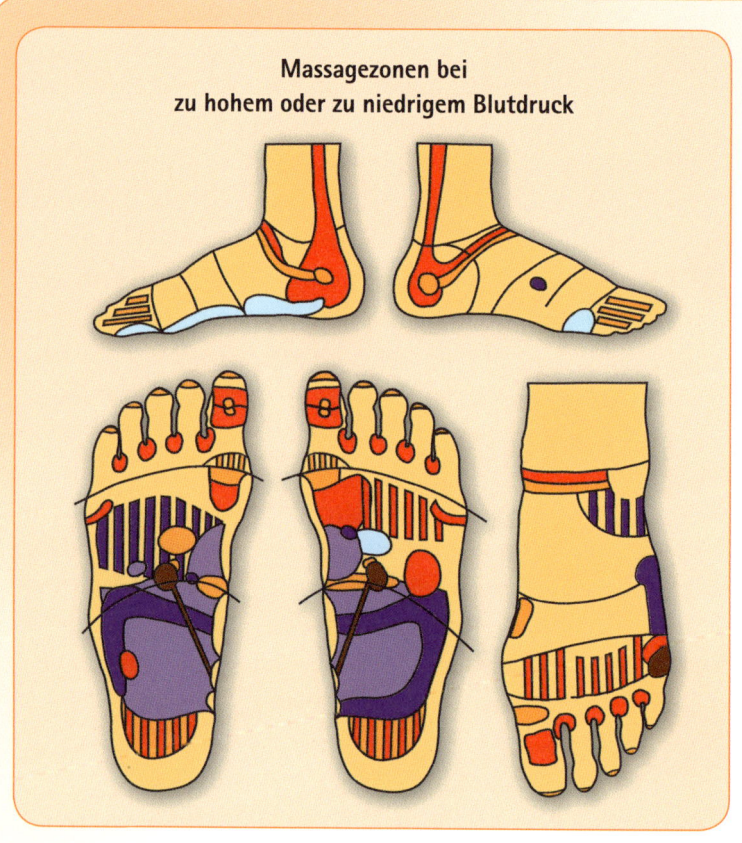

**Massagezonen bei
zu hohem oder zu niedrigem Blutdruck**

daten auch das emotionale Befinden des Behandelten mit ein. Blutdruckschwankungen sind <u>keine</u> Krankheit, sondern das Symptom einer krankhaften Veränderung des Organismus. Daher sollte bei allen Kreislaufbeschwerden unverzüglich ein Arzt aufgesucht werden. Er kann entscheiden, inwieweit eine Behandlung durch Fußreflexzonenmassage hilfreich ist.

Therapieergänzung

Neben der Behandlung durch die Fußreflexzonenmassage sollten Sie bei Hypertonie Ihre Lebensführung konsequent ändern: Halten Sie eine kochsalzarme, vitamin- und ballaststoffreiche Diät ein. Schränken Sie die Zufuhr gesättigter, tierischer Fette drastisch ein. Nehmen Sie stattdessen pflanzliche Fette und Öle zu sich, denn ungesättigte Fette hemmen das Fortschreiten einer Arterienverkalkung. Sie sollten kaliumreich essen und auf Kaffee, Alkohol und Zigaretten verzichten. Reduzieren Sie langfristig ein eventuelles Übergewicht, und achten Sie auf ausreichend Schlaf. Leichte sportliche Betätigung wie Laufen, Wandern und Radfahren ist sinnvoll.

Achten Sie bei Hypotonie auf eine hohe Zufuhr von Vitaminen der B-Gruppe und auf eine ausreichende Versorgung mit Chrom und Jod. Trinken Sie reichlich, ca. drei bis vier Liter pro Tag. Meiden Sie Kaffee, Zigaretten und Alkohol. Körperliches Ausdauertraining wie Joggen oder Schwimmen führt langfristig zu ausgeglicheneren Blutdruckwerten.

Bronchitis

Die Luftröhre teilt sich auf der Höhe des vierten Brustwirbels in zwei Äste, die Hauptbronchien. Der rechte Hauptbronchus teilt sich zunächst in drei Äste, der linke in zwei, die so genannten Lappenbronchien. An jedem dieser Äste hängt je ein Lungenlappen. Die Lappenbronchien verzweigen sich mehrfach weiter und bilden ein baumartiges System, den so genannten Bronchialbaum. Die feinsten Äste dieses Baums, die Endbronchien, sind nur einen Millimeter weit und zum Teil bereits mit Lungenbläschen besetzt.

Mögliche Ursachen

Pro Atemzug atmet der Mensch etwa einen halben Liter Luft ein und aus. Bei vertiefter Atmung kann diese Menge verdreifacht werden. Mit der angefeuchteten Atemluft gelangen Staub, Schadstoffe und Krankheitserreger ins Körperinnere. Die Haupt- und Lappenbronchien sind innen mit Schleimhaut, Flimmerepithel und Drüsen ausgekleidet, die diese Krankheitserreger mit Schleim umhüllen und sie mechanisch nach außen befördern. Zu einer Infektion kommt es, wenn Viren und Bakterien durch die Flimmerhärchen nicht abgefangen werden und sich auf den Bronchialschleimhäuten festsetzen. Sie reizen die Schleimhäute, lassen sie anschwellen

Symptome bei Bronchitis: Kopfschmerzen, Heiserkeit, trockener Husten, Kratzen und Stechen hinter dem Brustbein, Temperaturanstieg, ab dem dritten Tag eitriger Auswurf beim Abhusten

Behandlung: Massieren Sie die Zonen der Stirnhöhle und der oberen Lymphwege, dann die Zonen von Milz und Nieren, schließlich die übereinanderliegenden Zonen von Solarplexus und Zwerchfell, die Zonen von Lunge, Bronchien und Nasen-Rachen-Raum (siehe Grafik Seite 49).

Behandlungsdauer: 10 bis 15 Behandlungen, 2- bis 3-mal pro Woche

Achtung: Infektionen der Atemwege werden durch Rauchen begünstigt. Denn der schädliche Rauch zerstört die Schleimhäute und auch das Flimmerepithel der Bronchien.

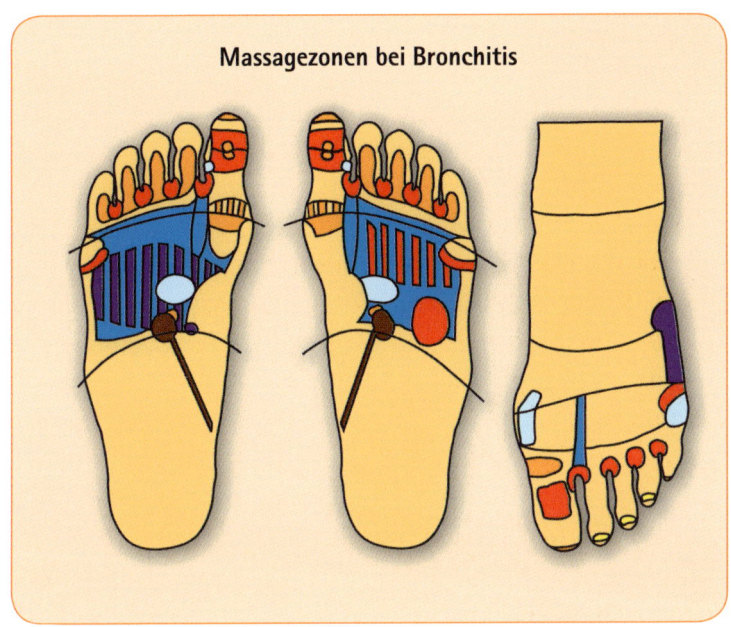

Massagezonen bei Bronchitis

und schwächen ihre Abwehrmechanismen. Die Folge: Mehr und mehr Bakterien setzen sich fest und dringen in die feinen Verästelungen des Bronchialbaums ein. Selbst durch heftiges Husten kann der Körper die Atemwege nicht mehr von den Fremdkörpern befreien. Die Bronchien entzünden sich.

Therapieergänzung

Stärken Sie Ihre Immunabwehr mit Vitamin C und A. Reinigen Sie die Schleimhäute durch Inhalationen und halten Sie die Atemluft feucht. Vorbeugend sorgen Atemübungen für eine gute Durchlüftung derjenigen Lungenpartien, die bei der normalen, flachen Atmung nicht versorgt werden.

Darm- und Magengeschwür

Der Magen ist eine erste Sammelstation für Flüssigkeit und Nahrungsbrei. Er muss sämtliche durch den Mund zugeführten Schad- und Reizstoffe aufnehmen und ist in beständiger Tätigkeit.

Die Magenwand zieht sich mit Hilfe der Magenmuskeln rhythmisch zusammen und vermischt so den Mageninhalt. Die Verdauungsdrüsen der Magenschleimhaut produzieren täglich bis zu zwei Liter Magensäure und Verdauungsenzyme.

Wird die Magenschleimhaut wiederholt gereizt, kann es am Magenausgang, am Magenpförtner oder im Anfangsbereich des Zwölffingerdarms zu Defekten kommen. Die Schleimhaut des Magens oder Darms entzündet sich. Wird diese Entzündung nicht behandelt, kann sie sich auch auf tiefere Muskelschichten des Magensacks oder der Darmwand ausdehnen. Sie kann sogar den Bauchfellüberzug beider Organe in Mitleidenschaft ziehen.

Mögliche Ursachen

Magen und Darm sind auch Angriffspunkt vieler psychosomatischer Störungen, da sie vom vegetativen Nervensystem durchzogen und beeinflusst werden. Neben einer unregelmäßigen Lebensführung, falscher oder zu hastiger Ernährungsweise sowie dem Missbrauch von Alkohol und Nikotin oder Medikamenten können Stress und seelische Konflikte Auslöser eines Magengeschwürs (*Ulcus ventriculi*) oder eines Zwölffingerdarmgeschwürs (*Ulcus duodeni*) sein. Jüngere Untersuchungen beweisen, dass ein Mikroorganismus namens *Helicobacter pylori* an der Entstehung von Magenschleimhautentzündungen beteiligt ist. Die Chancen dieses Mikroorganismus, sich in der

Magenwand festzusetzen, sind umso größer, je schwächer das Immunsystem ist.

Therapieergänzung

Meiden Sie Alkohol, Nikotin, Kaffee, schwarzen Tee, stark gewürzte Mahlzeiten sowie azetylsalizylsäurehaltige Schmerzmittel (Aspirin). Gönnen Sie sich Ruhe, vermeiden Sie Aufregungen, lernen Sie Entspannungstechniken, stellen Sie Ihre Ernährung auf Vollwertkost um.

Achtung Lebensgefahr: Ein nicht behandeltes Geschwür kann durch die Magenwand brechen, dann in den Bauchraum bluten und dort zu Magenkrebs führen.

Symptome bei Magengeschwür: Völlegefühl, Sodbrennen, häufiges Aufstoßen, nach Nahrungsaufnahme zur linken Körperseite ausstrahlende Schmerzen im Oberbauch, Verstopfung

Symptome bei Zwölffingerdarmgeschwür: Schmerzen bei nüchternem Magen (Hungerschmerz), Völlegefühl, Sodbrennen, häufiges Aufstoßen, Erbrechen

Behandlung: Massieren Sie die Reflexzonen von Epiphyse, Hypophyse, Schädelbasis, Bauchspeicheldrüse, Dünn- und Dickdarm, Leber, Gallenblase, Bauchraum, Solarplexus und Magen (siehe Grafik S. 52).

Behandlungsdauer: im akuten Fall 2- bis 3-mal pro Woche, in chronischen Fällen 2-mal wöchentlich in Langzeittherapie

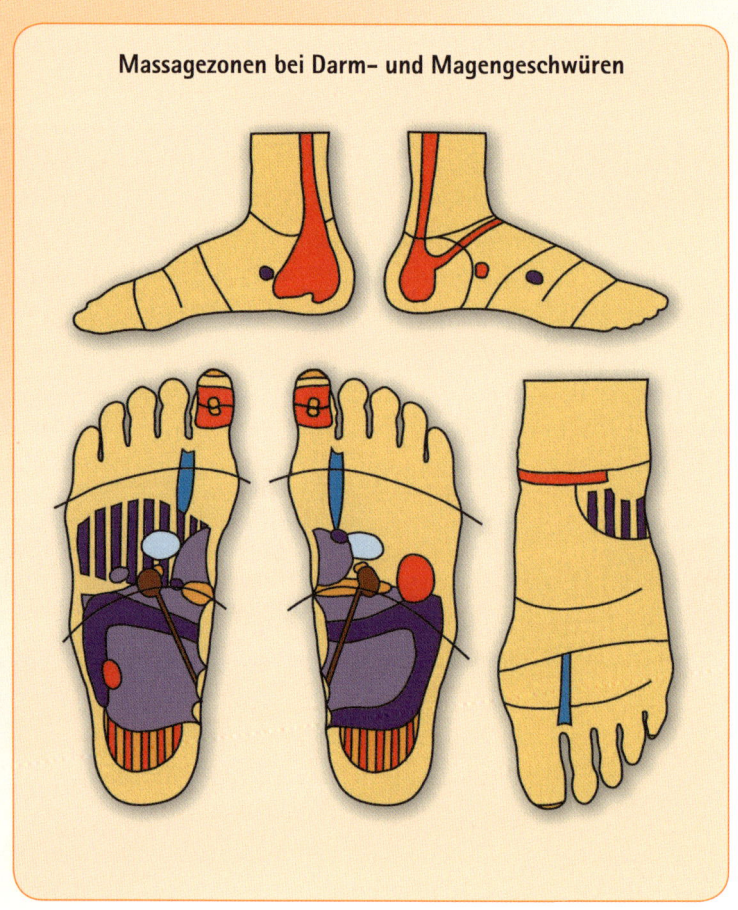

Massagezonen bei Darm- und Magengeschwüren

Durchfall

Durchfall oder Darmkatarrh ist <u>keine</u> Krankheit, sondern die Folge oder das Symptom einer entzündlichen Erkrankung im Darmbereich. Auslöser ist meist eine Entzündung der Dünndarmschleimhaut.

Sie sorgt dafür, dass der Dünndarm seiner eigentlichen Funktion, nämlich der Abgabe von Flüssigkeit und Nährstoffen in den Blutkreislauf, nicht mehr nachgeht, sondern sich gegenteilig verhält: Der Darm entzieht dem Organismus Flüssigkeit und Elektrolyte, um die Erreger seiner Entzündung auszuschwemmen. Gelingt ihm diese Selbstreinigung nicht, kann sich die Entzündung auf den Dickdarm, den Enddarm oder auf die Magenschleimhaut ausdehnen. Im Fall von Dickdarmentzündung herrscht neben den angegebenen Symptomen Druckempfindlichkeit im Oberbauch. Bei Entzündungen des Enddarms kommt es zu schmerzhaftem Stuhldrang ohne Entleerung.

Symptome bei Durchfall: Spontan einsetzende Leibschmerzen, Darmkrämpfe verbunden mit Blähungen, akut auftretender Stuhldrang, ungeformter breiiger bis wässriger Stuhl, Übelkeit, Durst, Schweißausbrüche und Fieber
Behandlung: Massieren Sie die Reflexzonen des Magenausgangs, des Dünndarms und des Dickdarms. Behandeln Sie die Zonen der Bauchspeicheldrüse, des Magens, der Leber und der Gallenblase. Zuletzt massieren Sie die Reflexzone des Solarplexus und nacheinander sämtliche Drüsenzonen (siehe Grafik Seite 54).
Behandlungsdauer: 1-mal täglich, bis Besserung eintritt, jedoch nicht länger als 3-mal
Achtung: Suchen Sie einen Arzt auf, wenn sich die Symptome nicht nach zwei Tagen bessern, wenn Blut im Stuhl, Fieber oder Gliederschmerzen auftreten.

Mögliche Ursachen

Als Erreger der Darmentzündung kommen Bakterien, Viren und verschiedene Einzeller in Betracht. Übermäßiger Genuss von Lebensmitteln wie Pflaumen, Feigen und Trockenfrüchten oder starker Alkohol- und Nikotinkonsum können ebenfalls Durchfall auslösen. Ursache kann auch eine Enzymschwäche sein: Das Milchzucker spaltende Enzym Laktase funktioniert vermindert oder gar nicht, Milchprodukte reizen dann die Darmschleimhaut.

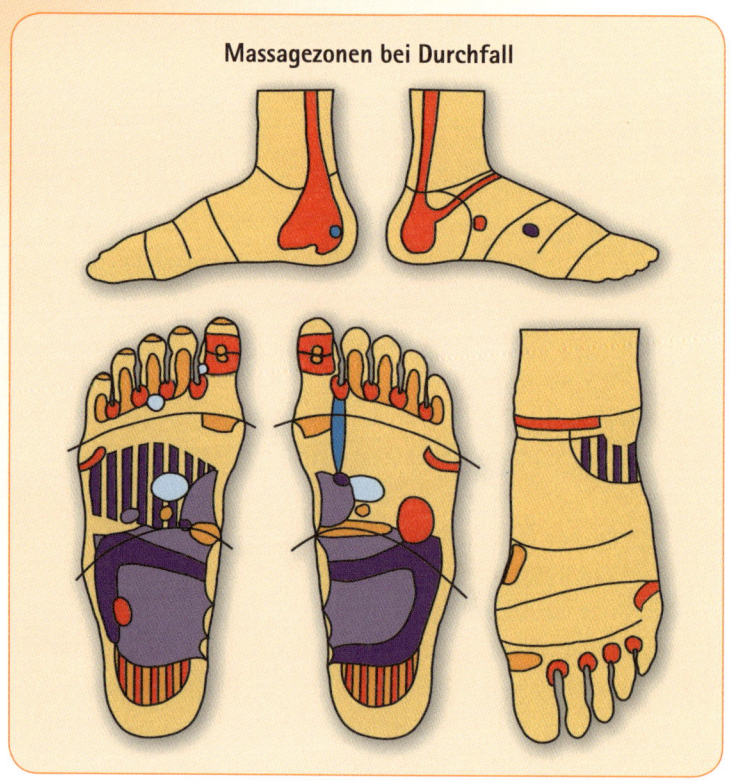

Massagezonen bei Durchfall

Therapieergänzung

Durchfall kann aufgrund des hohen Flüssigkeitsverlusts zu Kreislaufschock oder Nierenversagen führen. Besondere Gefahr besteht, wenn Durchfall von Erbrechen begleitet wird. Daher sollte dem Durchfallpatienten massiv Flüssigkeit zugeführt werden: Bis zu fünf Litern Kräutertee, schwarzer Tee, stilles Mineralwasser oder isotonische Getränke sind ein Muss. Bettruhe und Warmhalten des Unterbauchs sind sinnvoll.

Durchfall kann auch psychisch bedingt sein: Probleme am Arbeitsplatz oder familiäre Konflikte können zu Darmfunktionsstörungen und Durchfall führen.

Gallenblasenleiden, Gallensteine

Die Gallenblase ist ein dünnwandiger, birnenförmiger Schleimhautsack aus glatter Muskulatur. Sie speichert die von der Leber zur Fettverdauung produzierte Gallenflüssigkeit und leitet sie über den Gallengang in den Zwölffingerdarm.

Mögliche Ursachen

Gallensteine entstehen aufgrund von Stoffwechselstörungen in der Leber. Aus Eiweiß, Bilirubin, Cholesterin oder Kalzium bilden sich sandkorngroße Kristalle, der Gallengrieß, die durch weitere Ablagerungen die Größe von Kieselsteinen erreichen können. Zu Beschwerden führen sie, wenn sie den Ausführungsgang der Gallenblase oder die Gallengänge selbst verstopfen. Es kommt zur Gallenkolik oder zur Gallenblasenentzündung, in manchen Fällen auch zu Gelbsucht. Die Koliken vergehen meist innerhalb von drei Tagen, wenn sie mit heißen und kalten Wickeln, mit Breikost, Kräutertees und krampflösenden Mitteln behandelt werden. Sie können aber plötzlich wieder auftreten. Bei anhaltenden sowie bei wiederholt auftretenden Koliken, bei hohem Fieber und Gelbsucht sollten Sie unbedingt den Arzt aufsuchen. Die Gallensteine müssen schlimmstenfalls operativ entfernt werden.

Therapieergänzung

Fettreiche Ernährung, Ballaststoffmangel sowie hoher Zuckerkonsum und zu wenig Vitamin C und E tragen zur Bildung von Gallensteinen bei. Stellen Sie idealerweise Ihre Ernährung von

Symptome: unklare Schmerzen im Oberbauch, Übelkeit, dann heftige, bis in die rechte Schulter ausstrahlende Krämpfe im Oberbauch, verbunden mit Erbrechen, Schweißausbruch, Fieber und Schwindelgefühl

Behandlung: Massieren Sie die Zonen der rechten Schulter und des rechten Arms, danach die Reflexzonen von Magen, Bauchspeicheldrüse, Dünn- und Dickdarm sowie die Zone des gesamten Bauchraums. Zuletzt behandeln Sie die Zone des Solarplexus und die Leber-Gallenblasen-Zone (siehe Grafik Seite 57).

Behandlungsdauer: im akuten Fall 2- bis 3-mal pro Woche, in chronischen Fällen 2-mal wöchentlich in Langzeittherapie

Achtung: Unbehandelte Gallenkoliken können zur Vereiterung der Gallenblase, zur Gallenstauung mit Folgeschädigung der Leber, zur Entzündung der Bauchspeicheldrüse und zu Krebserkrankungen der Gallenblase führen.

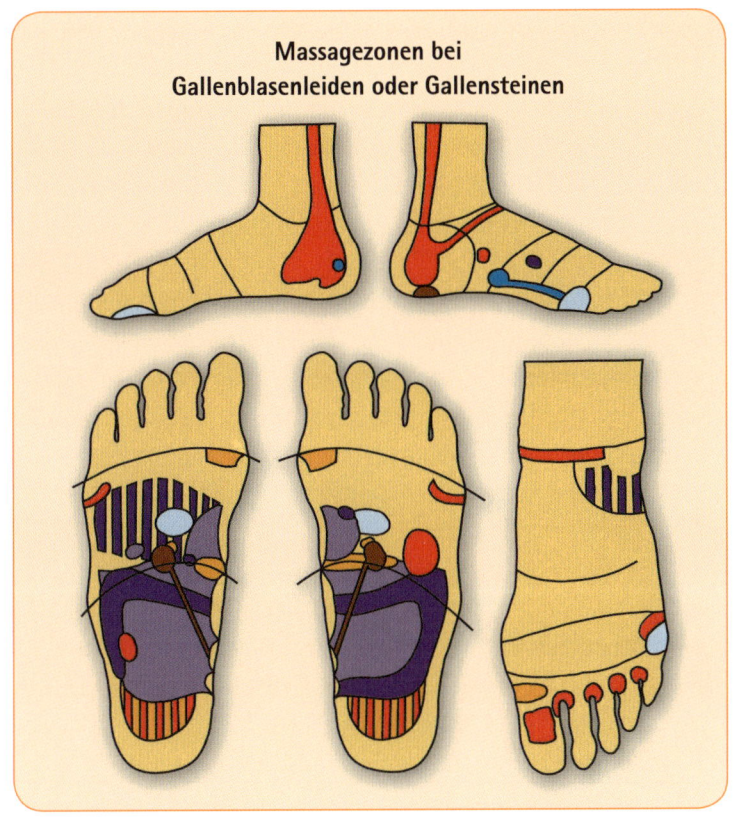

Massagezonen bei Gallenblasenleiden oder Gallensteinen

tierischen auf pflanzliche Fette und von Weißmehl- auf Voll-kornprodukte um!

Gastritis

Ist der Magen gereizt und die Magenschleimhaut entzündet, spricht man von einem nervösen Magen, einer Magenschleim-hautentzündung oder einer Gastritis. Der Magen, ein sackförmiges, etwa eineinhalb bis zweieinhalb Liter fassendes Organ, besteht aus Magenwand, Magenmuskeln und Magenschleimhaut. In den Zellen der Magenschleimhaut wird der zur Verdauung notwendige Magensaft hergestellt. Er hat einen Säurewert zwischen pH 3,0 und pH 1,2. Die Säure löst Schwerverdauliches auf und tötet Krankheitserreger ab.

Bei Stress veranlasst das Gehirn das vegetative Nervensystem, mit der Stimulation der Magenschleimhautzellen zu beginnen. Als Konsequenz wird mehr Magensäure produziert. Ist der Magen gefüllt, macht ihm diese Säureüberflutung wenig aus. Ist er jedoch leer, greift die Salzsäure statt der Nahrungsmittel die Magenschleimhaut selbst an, und das führt zu Schmerzen im Oberbauch, zu Sodbrennen und langfristig zu Magen- und Zwölffingerdarmgeschwüren.

Symptome: Magenschmerzen, Magenkrämpfe, Sodbrennen, Aufstoßen, Übelkeit und Brechreiz, Druck- und Völlegefühl, Blähungen und Verstopfung, Appetitlosigkeit

Behandlung: Massieren Sie die Reflexzonen von Hypophyse, Epiphyse, Schädelbasis, Bauchspeicheldrüse, Dünn- und Dickdarm, Leber, Gallenblase, Solarplexus und Magen (siehe Grafik Seite 59).

Behandlungsdauer: Im akuten Fall 2- bis 3-mal pro Woche, in chronischen Fällen 2-mal wöchentlich in Langzeittherapie

Achtung: Als Ursachen kommen auch Infektionskrankheiten (Masern, Scharlach, Hepatitis) sowie Leber- und Gallenblasenerkrankungen und allergische Reaktionen in Frage.

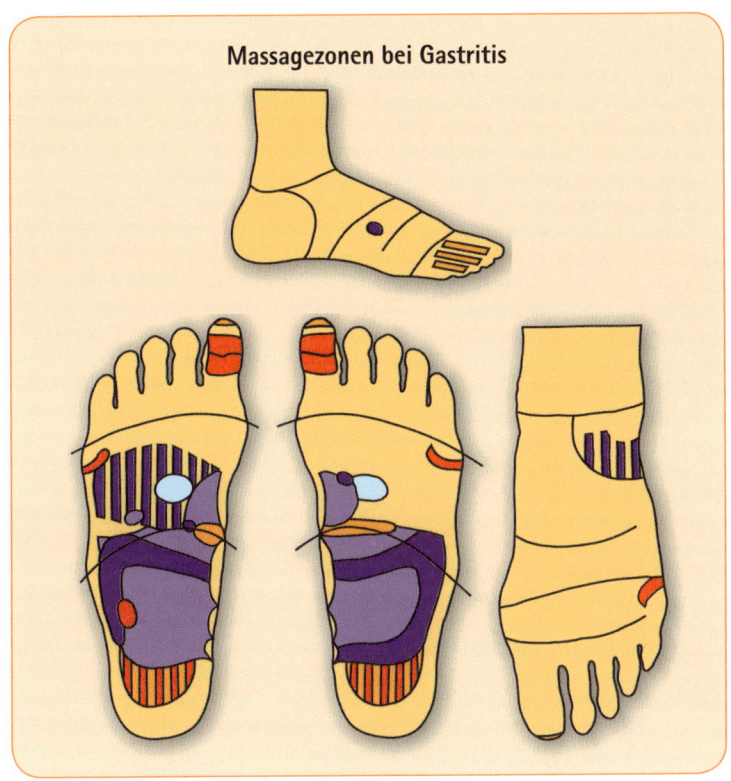

Massagezonen bei Gastritis

Mögliche Ursachen

Magenbeschwerden sind häufig das Resultat von Überforderung, unterdrückter Aggression oder andauerndem Stress. Sie können jedoch auch durch eine grundlegend falsche Ernährung bedingt sein: Zur Neutralisation des vom Magen abgegebenen, sauren Speisebreis im Zwölffingerdarm benötigt der Körper basische Stoffe. Einerseits werden diese in Leber und Bauchspeicheldrüse produziert, andererseits sollten sie mit der Nahrung zugeführt werden. Die besten Basenlieferanten sind Kartoffeln, Obst, Wurzel- und Blattgemüse, Milch, Sahne und stilles Mineralwasser. Säure wird im Körper erzeugt durch zuckerhaltige Speisen und Getränke, durch Weißmehlprodukte, Fleisch, Innereien und Kaffee.

Therapieergänzung

Regelmäßige Entspannungsübungen (Yoga, Atemübungen) können Magenschmerzen vorbeugen. Eine vollwertige, basenhaltige Ernährung, die in Ruhe und regelmäßig eingenommen wird, ist ebenso sinnvoll wie der Verzicht auf Alkohol und Nikotin.

Gefäßerkrankungen

Das unendlich verzweigte Blutgefäßsystem des menschlichen Körpers ist ein aus mehreren Schichten aufgebautes Röhrensystem: Die Gefäße besitzen eine Außenschicht aus Bindegewebe, Kollagen und Elastinfasern, eine Zwischenschicht aus Muskelzellen und eine Innenschicht, die Endothelzellen. Die Muskelzellen sorgen dafür, dass die Gefäße sowohl auf den sich ständig ändernden Blutdruck reagieren können als auch den Blutstrom mechanisch weiterleiten.

Das Blut – ein Transportsystem

In den Gefäßen zirkulieren neben roten und weißen Blutkörperchen, Hormone und Blutplättchen, Kalzium-, Eiweiß- und Fettmoleküle. Die mit der Nahrung aufgenommenen Fette (Lipide) setzt der Körper mit Eiweißmolekülen zu kugelähnlichen Gebilden zusammen und transportiert sie über die Blutbahn zur Energiegewinnung in die Zellen. Fett-Eiweiß-Stoffe mit hoher Dichte

(High Density Lipoprotein oder HDL-Cholesterin) entstehen, wenn dem Körper ungesättigte Fettsäuren zugeführt werden, beispielsweise pflanzliche Öle und Fette. Gesättigte Fettsäuren (tierische Fette, fettes Fleisch, Fisch und Innereien) hingegen kann der Organismus nur zu Fett-Eiweiß-Stoffen mit geringer Dichte (Low Density Lipoprotein oder LDL-Cholesterin) zusammenfügen. Diese Fett-Eiweiß-Moleküle können die Membranen der Körperzellen nicht passieren und zirkulieren frei im Blut. Dort verankern sie sich in kleinen Rissen oder Verletzungen der Gefäßinnenwände. Als Abwehrreaktion bildet der Körper über diesen Ablagerungen eine Kappe aus Blutplättchen und dem Blutgerinnungsstoff Fibrinogen. So wird das Gefäß enger. Weitere Fett-Eiweiß-Moleküle, Gerinnungsproteine und Kalziummoleküle stauen sich an diesem Engpass. Das Blutgefäß noch wird enger, seine Wand dicker.

Der Verdickung des Gefäßes folgt eine zunehmende Verhärtung (im Volksmund Verkalkung genannt) und schließlich die Erstarrung des Gefäßes, die Arteriosklerose. Nur noch ein dünner Blutstrom kann die Arterie passieren. Die Organe und Gewebe, die von dem verkalkten Gefäß versorgt werden, bleiben unterversorgt und sind in ihrer Funktion eingeschränkt.

Mögliche Ursachen

Die Arteriosklerose ist meist auf Ernährungsfehler und Bewegungsmangel zurückzuführen. Diabetes, Nierenschwäche und Bluthochdruck begünstigen ihre Entstehung.

Durchblutungsstörungen

Je nachdem, welches Gefäß von der Verkalkung betroffen ist, sind die Symptome verschieden. Ist die das Bein versorgende

Arterie verstopft, treten zunächst Schmerzen in Zehen und Waden bei körperlicher Belastung auf. Später schmerzt das Bein auch in Ruhestellung. Bleibt die Durchblutungsstörung unbehandelt, sind Schäden in Haut und Muskelgewebe die Folge, was dazu führt, dass das Gewebe schließlich abstirbt. In schweren Fällen muss das betroffene Bein amputiert werden.

Angina pectoris

Das Herz ist auf eine optimale Blutversorgung angewiesen. Diese Versorgung garantiert der beständig arbeitende Herzmuskel. Sind die den Herzmuskel versorgenden Herzkranzgefäße schlecht durchblutet, leidet auch der Herzmuskel an Sauerstoffmangel. Zudem werden die im Stoffwechsel gebildeten Schlacken nicht aus dem Muskel abtransportiert. Auf diese Behinderung reagiert der Muskel mit einer Schmerzattacke, der so genannten Angina pectoris oder Brustenge. Wird die Sklerose der Herzkranzgefäße nicht behandelt, wiederholen sich die Anfälle, der Herzmuskel wird zunehmend geschädigt.

Zerebralarteriosklerose

Sind die das Gehirn versorgenden Blutgefäße sklerotisch verengt, kommt es zu einer ungenügenden Versorgung des Gehirns mit Blut und Sauerstoff. Schwindelanfälle, Orientierungsprobleme, Gemütsleiden, Sprach- und Sehstörungen sind u. a. die Folge des Sauerstoffmangels.

Therapieergänzung

Wenn Sie einen sehr hohen LDL-Cholesterinspiegel haben, ≥ 150 Milligramm LDL-Cholesterin pro 100 Milliliter Blut, sollten Sie Ihre Ernährung umstellen: Ersetzen Sie tierische Fette durch ungesättigte pflanzliche Öle und Fette. Nehmen Sie tierisches Eiweiß in Form von frischem Fisch zu sich.

Symptome bei Durchblutungsstörungen: Kältegefühl und Blaufärbung an Händen und Füßen, Kribbeln, Taubheit, Muskelschmerzen, schlecht heilende Wunden

Symptome bei Angina pectoris: plötzlich auftretender Schmerz in der Herzgegend, der in die linke Schulter und den linken Arm sowie in Hals und Rücken ausstrahlt, Pulsbeschleunigung, Schweißausbruch, Angstattacke

Achtung: Bei allen Symptomen von Angina pectoris sofort den Notarzt rufen.

Symptome bei Zerebralarteriosklerose: Gedächtnisschwäche, Nachlassen der geistigen Leistungsfähigkeit, Gemütsleiden

Behandlung bei Durchblutungsstörungen: Harmonisieren Sie alle Körperfunktionen, indem Sie den gesamten Fuß durcharbeiten. Beeinflussen Sie dabei besonders die Reflexzonen der Wirbelsäule, die Lymphzonen des Beckens und des Schultergürtels sowie die Zonen von Darm, Leber, Gallenblase, Drüsen und Solarplexus (siehe Grafik Seite 64).

Behandlung bei Angina pectoris: Zur Soforthilfe behandeln Sie die Reflex- und die Bezugszone des Herzens, des linken Schultergürtels und des linken Oberarms sowie des Brustbeins. Eine Behandlung der Zonen von Dünndarm, Dickdarm, Nebennieren, Solarplexus und Schilddrüse erfolgt nach ärztlicher Absprache.

Behandlungsdauer: 1- bis 2-mal pro Woche in Langzeittherapie

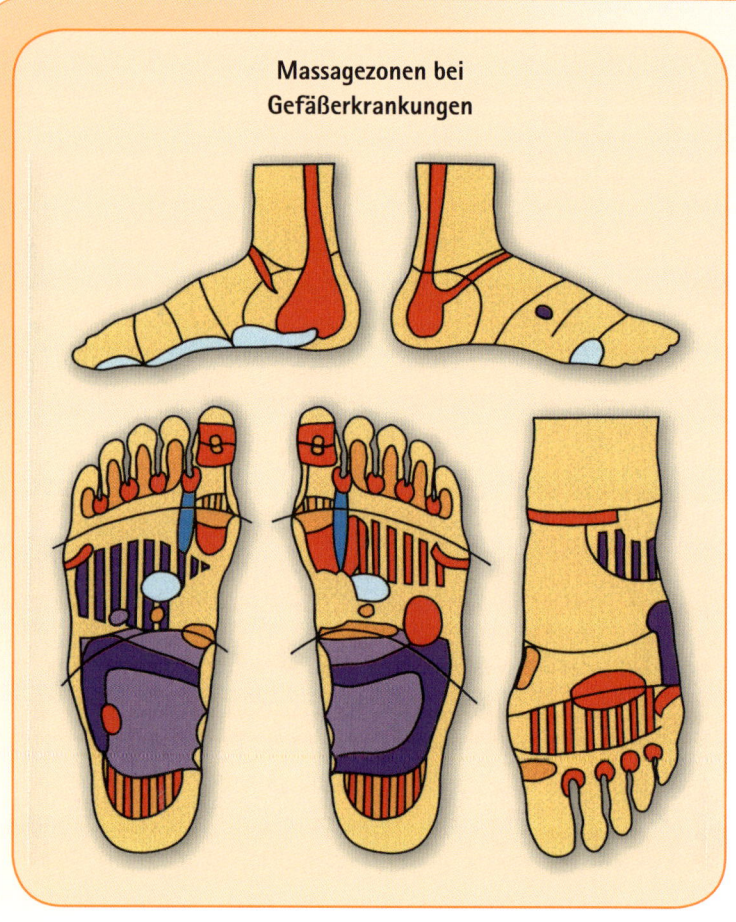

Massagezonen bei Gefäßerkrankungen

Ernähren Sie sich Vitamin-E-reich. Eine hohe Zufuhr an Vitamin C schützt die Endothelzellen der Blutgefäße vor Rissen und kann bestehende Ablagerungen abbauen. Rauchen verengt die Gefäßwände zusätzlich und sollte sofort eingestellt werden. Eine Fußreflexzonenmassage kann eine ärztliche Betreuung nur begleiten, ihre Anwendung sollte mit dem behandelnden Arzt abgesprochen werden.

Gelenkerkrankungen

Die kleinen Knochen des Skeletts sind untereinander durch so genannte Haften verbunden, die großen Knochen des Skeletts durch Gelenke. Ein Gelenk setzt sich aus den beiden einander gegenüberliegenden Knochen, der Gelenkkapsel, Sehnen und Bändern zusammen. Die Enden der Knochen sind rundlich verformt und mit Gelenkknorpel überzogen. Zwischen den Gelenkknorpeln liegt der mit Flüssigkeit gefüllte Gelenkspalt. Diese Gelenkflüssigkeit, die zum »Schmieren« des Gelenks dient, wird in der Gelenkkapsel produziert. Das Gelenk wird durch Gelenkbänder oder Knorpelscheiben (Diskus, Meniskus) in seiner Bewegung unterstützt und im Bau verstärkt.

Gelenkarthrose

Bei der Arthrose ist der Knorpel, der die Flächen, die am Gelenk beteiligt sind, überzieht, geschädigt. Er verliert seine Elastizität, das Knorpelgewebe wird rau und schleift sich mehr und mehr ab. Bei Bewegungen des Gelenks reiben schließlich die bloßen Knochen schmerzhaft aneinander. Dieser Belastung ist das Knochenmaterial nicht gewachsen, der Knochen verformt sich, nutzt sich ab und splittert. Schließlich bilden sich Knochenzacken.

Kniegelenkserkrankung

Das Kniegelenk hat einen walzenförmigen Gelenkkopf am Ende des Oberschenkelknochens und eine zangenförmige Gelenk-

pfanne am Unterschenkelknochen. Es gestattet Vor- und Rück-
wärtsbewegungen in einer Achse. Das Kniegelenk wird stark
belastet, denn es balanciert die Gleichgewichtsverschiebungen
beim Gehen aus und es fängt Höhenunterschiede des Geländes
ab. Vor allem die Menisken, die Kreuzbänder und die Seitenbän-
der des Knies können durch falsche Bewegungen oder durch
allzu große Belastung überstrapaziert oder verletzt werden.

Hüftgelenkserkrankung

Die Hüftgelenksarthrose ist ebenfalls durch einen fortschreiten-
den Verfall und Abbau des Gelenkknorpels gekennzeichnet.
Schmerzen bei Belastung und bei Witterungswechsel sind ihre
ersten Symptome. Die Folge der Schmerzen ist eine Schonhal-
tung. Die Unterbelastung des Gelenks führt zu eingeschränkter
Beweglichkeit, zu verminderter Durchblutung der das Gelenk
stützenden Muskeln und damit zu einer Schwächung der Muskeln (Muskelatrophie) und Bänder. Die Funktion des Gelenks
wird mehr und mehr beschränkt. Eine völlige Versteifung der
Hüfte ist die Folge.

Schulter-Arm-Syndrom

Wenn Hals, Nacken, Schultergürtel und Oberarm motorisch
gestört sind oder übersensibel auf Belastung reagieren, sind
häufig die Nerven, welche die Gelenke beeinflussen gestört.
Meist sind sie entzündlich verändert. Das von ihnen durchzo-
gene Muskel- und Zellgewebe wird dadurch schlechter durchblutet, sprich: unterernährt.
Der Bewegungsablauf der betroffenen Gelenke wird unsicher
und gestört. Ursächlich für das Schulter-Arm-Syndrom kann

neben mechanischer Reizung, Fehlbelastung, Feuchtigkeit und Kälte auch eine Erkrankung der Halswirbelsäule sein oder eine infolge von Impfungen oder Infektionen auftretende Neuritis (Nervenentzündung).

Tennisellenbogen

Als Tennisellenbogen bezeichnet der Volksmund die entzündliche Veränderung des Ellenbogengelenks infolge von Überbeanspruchung. Durch die hohe Belastung des Ellenbogens kommt es zu Mikrotraumen, zu kleinen, sehr schmerzhaften Einrissen an den Gelenksehnen.

Mögliche Ursachen

Überlastung, Überanstrengung durch mechanische Reizung, Reizung durch Kälte, Feuchtigkeit, Fehlbelastung oder altersbedingte Abnutzungserscheinungen – insbesondere am Hüftgelenk – lösen die Schmerzen und Entzündungen in den Gelenken aus. Häufig ist ein Mangel an Gelenkflüssigkeit, seltener eine Überproduktion von »Gelenkschmiere« die Ursache der Schmerzen.

Therapieergänzung

Zur Durchblutungsförderung von Knochen und Muskeln dienen physiotherapeutische Maßnahmen: Wärmeanwendungen wie heiße Wickel, Sauna, Thermal- und Moorbäder. Eine Gelenkentlastung durch Reduktion eines eventuell vorhandenen Übergewichts ist notwendig. Im Fall des Tennisellenbogens hilft eine Ruhigstellung des Gelenks. Bei Kniearthrose sollten Sie hohe Absätze meiden, beim Wandern und Spazierengehen flaches

Symptome bei Gelenkarthrose und Hüftgelenkserkrankungen: zunächst geringe Schmerzen, die sich bei Belastung des Gelenks verstärken, das Gelenk reagiert mit wechselndem Schmerz auf Witterungswechsel, die Schmerzen werden chronisch, die Bewegungsfähigkeit des Gelenks reduziert sich, es kommt zur Gelenkversteifung

Symptome bei Kniegelenkserkrankung: Neben allgemeinen Symptomen der Gelenkarthrose kommt es bei nicht unfallbedingten Kniegelenkserkrankungen häufig zur Schwellung durch übersteigerte Produktion von Gelenkflüssigkeit; dieser Gelenkerguss verursacht akute Schmerzen.

Symptome des Schulter-Arm-Syndroms: Schmerzen in den Gelenken, Muskel- und Gewebeschwund, gestörter Bewegungsablauf, Ausfallerscheinungen

Symptome bei Tennisellenbogen: heftiger Druckschmerz in den Sehnenansätzen des Ellenbogens, bei Muskelanspannung ausstrahlender, sich steigernder Schmerz

Behandlung: Massieren Sie nacheinander die Reflexzonen der Lendenwirbelsäule, der Schädelbasis, des Scheitels, der Epiphyse und der Hypophyse. Danach behandeln Sie die Reflexzonen der Schulter, des Ellenbogens und des ganzen Arms, des Kniegelenks, des ganzen Beins und der Hüfte. Beenden Sie die Massage jeweils mit der Behandlung der Reflexzonen des gesunden Gelenks und des erkrankten Gelenks (Grafik S. 69).

Behandlungsdauer: im akuten Fall (Tennisellenbogen) 2- bis 3-mal pro Woche, in chronischen Fällen (Hüftgelenksfunktionsstörungen) 2-mal wöchentlich in Langzeittherapie

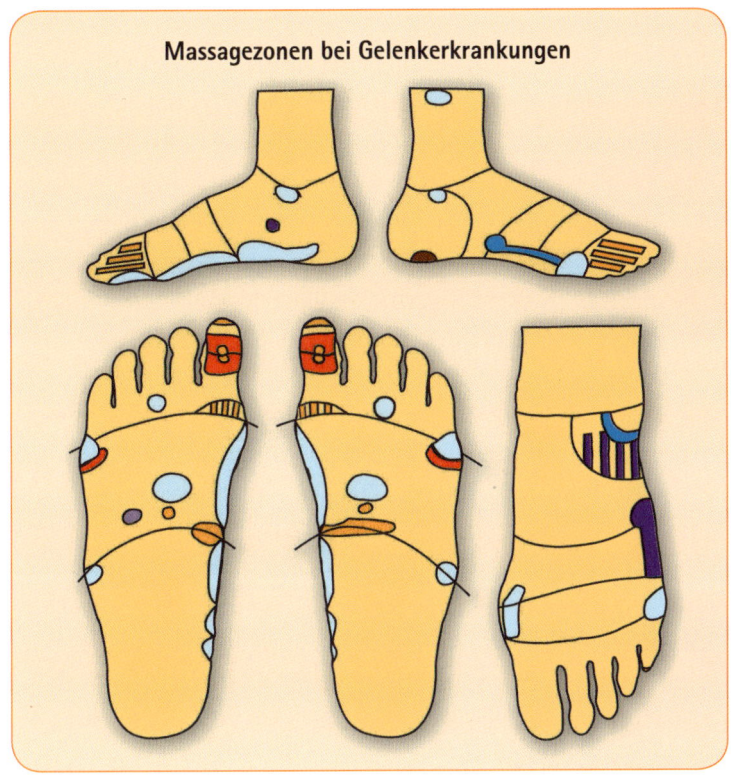

Massagezonen bei Gelenkerkrankungen

Gelände bevorzugen, generell lieber Radfahren als Gehen, denn Radfahren entlastet die Gelenke.

Hauterkrankungen

Die Haut ist das flächenmäßig größte Organ: Sie ist zwar nur 0,5 bis 2 mm dick, besitzt jedoch eine Oberfläche von 2 bis 2,5 Quadratmetern. Sie ist hohen Umweltreizen wie Hitze, Kälte, UV-Licht und Trockenheit ausgesetzt und muss diese Belastungen ausgleichen. Bei richtiger Ernährung und ausreichender Zufuhr von Vitaminen und Mineralstoffen gelingt ihr das im Normalfall auch.

Mögliche Ursachen

Viele Hauterkrankungen werden durch fehlende Entgiftungsmechanismen des Körpers verursacht. Sie nehmen ihren Ausgang im Verdauungstrakt oder in den Ausscheidungsorganen und zeitigen infektiöse Krankheitsbilder wie Mykosen (Pilzerkrankungen) und Herpes oder allergische Erkrankungen wie Kontaktekzeme und Neurodermitis. Ein weiterer hoher Anteil an Störungen der Haut sind psychosomatisch bedingt: Die Haut reagiert auf Stress und Angst mit Minderdurchblutung und Blässe, auf Ärger und Konflikte mit Röte und Pickeln.

Symptome: Hautrötung gefolgt von Brennen und Juckreiz; Veränderung des Hautbildes durch Austrocknung, in der Folge Schuppen, Flechten und Knötchen; Veränderung des Hautbildes durch Überfettung, in der Folge Eiterbläschen, Mitesser und Pickel

Behandlung: Massieren Sie zunächst die Reflexzonen der gesamten Wirbelsäule, dann die Zonen der Epiphyse und der Hypophyse, danach die Reflexzonen der Bauchspeicheldrüse, des Magens, des Dick- und Dünndarms, der Leber und der Gallenblase. Beenden Sie die Massage mit den Zonen des lymphatischen Systems und des Solarplexus (Grafik Seite 71).

Behandlungsdauer: 2- bis 3-mal pro Woche in Langzeittherapie

Massagezonen bei Hauterkrankungen

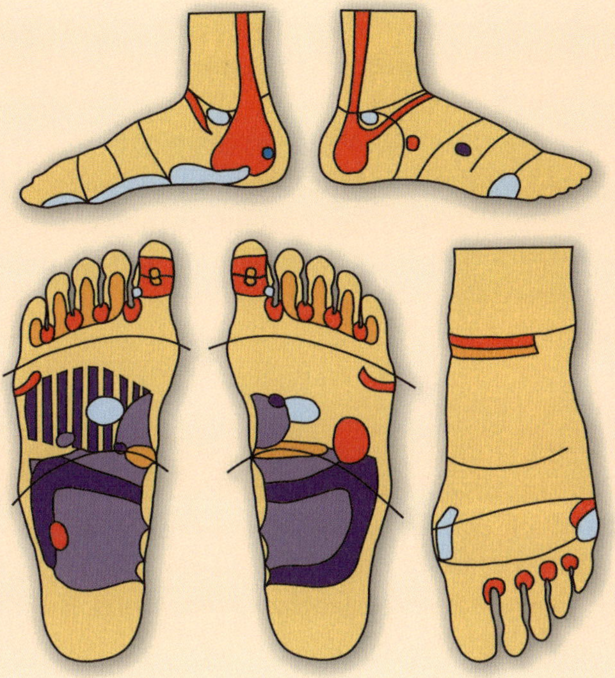

Ebenso werden an der Beschaffenheit der Haut die Spuren von Nikotin und Alkohol, von einseitiger Ernährung und ungenügend Schlaf sichtbar. Hautprobleme sollten Sie ganzheitlich angehen.

Therapieergänzung

Reduzieren Sie Ihren Fleischkonsum. Führen Sie Ihrem Organismus ausreichend Vitamin C und A, viel Vitamin E und viel

Zink zu. Setzen Sie Ihre Haut so oft wie möglich der frischen Luft aus, vermeiden Sie jedoch direkte Sonne. Bei Fußpilz ist die Fußreflexzonentherapie nicht angezeigt, da so die Infektion auf gesundes Gewebe übertragen werden kann.

Husten

Husten ist ein natürlicher Reflex, der erfolgt, wenn die Luftröhre oder die Bronchien durch Fremdkörper verengt und verstopft werden. Durch ein kräftiges Ausstoßen von Luft aus der Lunge versucht der Körper, die Fremdkörper aus den Atemwegen zu befördern.

Mögliche Ursachen

Reizhusten ist ein flaches Ausstoßen von Luft aus dem Kehlkopfbereich. Er geht einher mit Empfindlichkeit gegen kalte Luft und mit einem rauen Hals. Meistens kündigt er eine Erkältung an. Ein tief sitzender Husten kommt aus dem Brustbereich und ist Anzeichen einer Bronchitis (siehe dazu auch S. 49), insbesondere wenn er mit Schleimauswurf einhergeht. Hustenkrämpfe sind Hinweis auf Keuchhusten oder eine asthmatische Erkrankung. Sie sind meist allergisch bedingt und sollten unbedingt durch einen Arzt behandelt werden, da sie lebensgefährlichen Sauerstoffmangel zur Folge haben können. Oft tritt Husten in Form von Hüsteln und Räuspern auf. Scheinbare Ursache ist ein lästiges Kratzen im Hals, das durch nichts zu beseitigen ist. Dieser Husten ist psychosomatisch bedingt und tritt in Situationen von hoher Anspannung, von Überlastung und Unsicherheit oder Hemmung auf.

Therapieergänzung

Mit der zunehmenden Belastung der Atemluft durch Auto- und Industrieabgase geht ein deutlicher Anstieg an chronischen Atemwegserkrankungen einher. Sie bekämpfen sie am besten mit einer Klimaveränderung: Ein längerer Aufenthalt an der See oder im Gebirge lindert oder beendet die Hustenanfälle. Achten Sie auf Ihre Raumluft: Oft wird Reizhusten durch ein zu trockenes Klima verursacht. Stellen Sie einen Luftbefeuchter auf.

Symptome: Kribbeln und Kratzen im Hals und im Rachenraum, Schmerzen hinter dem Brustbein, Trockenheit in der Mundhöhle und im Rachen

Behandlung: Massieren Sie die Reflexzonen der Halswirbelsäule, der Schädelbasis und der Stirnhöhle. Behandeln Sie dann die Zonen des gesamten lymphatischen Systems: Mandeln, Bronchien, Thymus, Milz, Leiste und Achsel. Danach massieren Sie die Zonen von Nieren und Nebennieren und Solarplexus und zuletzt die von Lunge, Bronchien, Kehlkopf und Nasen-Rachen-Raum (siehe Grafik Seite 74).

Behandlungsdauer: 2- bis 3-mal pro Woche, insgesamt bis zu 15 Behandlungen, über das Abklingen der Beschwerden hinaus

Achtung: Husten kann auch das Symptom einer schwer wiegenden Erkrankung wie Tuberkulose oder Lungenkrebs sein. Hält der Hustenreiz länger als zwei Wochen an, ist er von kontinuierlichen Schmerzen im Brustbereich begleitet oder von blutigem Auswurf, dann sollten Sie sofort einen Arzt aufsuchen!

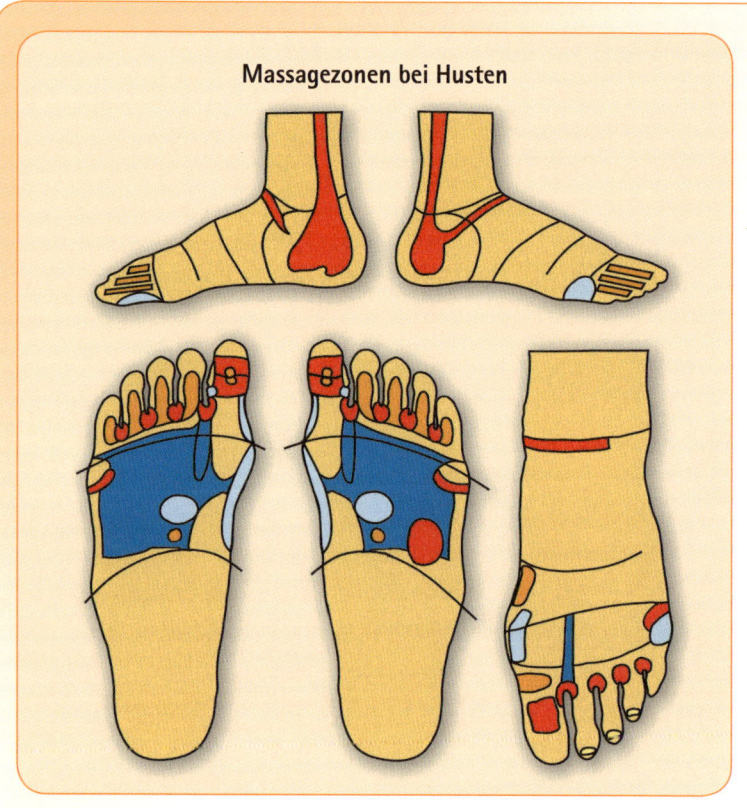

Massagezonen bei Husten

Erklären Sie Ihren Arbeitsplatz und Ihre Wohnung zur rauch-freien Zone.

Konzentrationsschwäche

Werden Sie häufiger bei geistiger Abwesenheit, sprunghaften Gedankengängen und Zerstreutheit ertappt, sollten Sie sich fragen, ob Sie überfordert sind, existenzielle Sorgen oder unbewältigte Konflikte haben. Ist dies der Fall, so sorgt eine Lösung des

Konflikts oder eine Reduktion der Aufgaben für die zur Konzentration notwendige Entspannung.

Mögliche Ursachen

Mangelnde Konzentrationsfähigkeit kann auch körperliche Ursache haben: Das Gehirn wird ungenügend mit Sauerstoff versorgt. Oder wichtige Biostoffe fehlen, was zu Störungen im Übertragungsprozess der Nervenenden führt. Zu wenig Schlaf, falsche Ernährung und unerkannte Krankheiten können die Auslöser dafür sein. Alkohol- und Drogenmissbrauch, insbesondere auch Nikotin, erhöhen die Ausschüttung von Stresshormonen, die Muskeln verspannen sich, die Durchblutung wird verringert: An Konzentration ist nicht zu denken. Auch haben die meisten Schlaf- und Beruhi-

Symptome: innere Unruhe, Gereiztheit, Kopfschmerzen, Verspannungen in Schultern und Nacken, oft auch Ess- und Verdauungsstörungen, Kreislaufschwäche, Menstruationsbeschwerden

Behandlung: Massieren Sie die Zonen von Wirbelsäule, Nacken, Epiphyse, Hypophyse, Herz, Leber, Magen, Dünn- und Dickdarm, Schilddrüse, Becken, Nebennieren und Solarplexus (siehe Grafik Seite 76).

Behandlungsdauer: 1- bis 2-mal pro Woche in Langzeittherapie

Achtung: Gehen Vergesslichkeit und Konzentrationsstörungen mit Erinnerungslücken, Verwirrung und Sprachstörungen einher, dann ist die Durchblutung des Gehirns massiv gestört und ein Arzt muss konsultiert werden!

gungsmittel, Psychopharmaka und Neuroleptika eine Abnahme des Reaktionsvermögens sowie Konzentrationseinbrüche zur Folge.

Therapieergänzung

Erlernen Sie eine Entspannungstechnik. Ändern Sie Ihren Arbeitsstil: Versuchen Sie, immer nur eine Sache zu machen. Ihre Aufmerksamkeit darauf zu bündeln und Ablenkungen zu vermeiden. Halten Sie regelmäßige Erholungspausen ein.

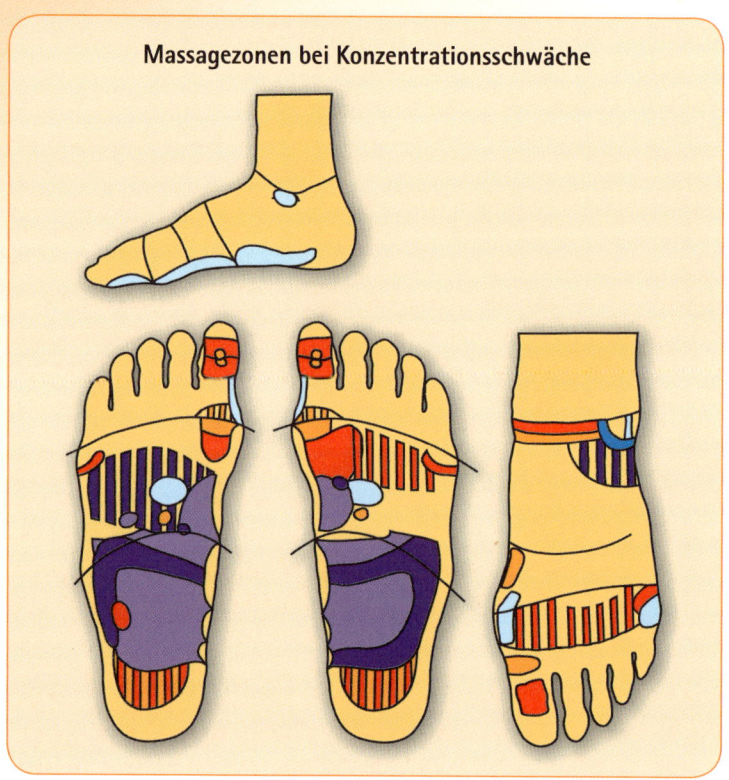

Massagezonen bei Konzentrationsschwäche

Belohnen Sie sich selbst. Hilfreich bei Konzentrationsproblemen ist auch eine Teekur mit Johanniskraut.

Kopfschmerzen

Kopfschmerzen treten anfallartig auf oder schleichend, sie ziehen, bohren, drücken oder setzen den Hinterkopf unter Spannung und haben alle eines gemeinsam:
Sie sind keine Krankheit, sondern das Symptom einer Krankheit. Der Schmerz rührt nicht aus dem Gehirn, sondern aus der Hirnhaut, der Kopfhaut und den Blutgefäßen.

Mögliche Ursachen

Häufige Auslöser für Kopfschmerzen sind Verspannungen der Muskeln im Kopfbereich, im Nacken oder im Gesicht. In diesem Fall hilft neben der Fußreflexzonenmassage eine Massage der Gesichtsmuskulatur, insbesondere der Nasenwurzel. Verspannungen der Brust- und Wirbelsäulenmuskulatur durch falsche Arbeitshaltung sind ebenfalls mögliche Verursacher von Spannungskopfschmerzen.

Versteckte Erkrankungen

Nicht diagnostizierte Erkrankungen wie Arteriosklerose der versorgenden Blutgefäße des Gehirns sowie Augen- und Ohrenerkrankungen, Gehirnabszesse oder Gehirntumore können episodische sowie chronische Kopfschmerzen zur Folge haben. Daneben finden sich unerkannte Leber- oder Gallenblasenerkrankungen und Erkrankungen des Magen-Darm-Trakts als Auslöser. Kopfschmerzen sind zudem häufig Begleiterscheinungen einer Infektion oder Anzeiger von Veränderungen im Hormonhaushalt.

Die Psyche

Häufig steckt eine unausgeglichene Psyche hinter chronischen Kopfschmerzen. Leiden Sie häufig unter Kopfschmerzen, sollten Sie eine Phase der Selbstbeobachtung einlegen: Welche Konflikte lösen Sie auf immer dieselbe unbefriedigende Art, in welchen Bereichen gehen Sie zu große Kompromisse ein, wo fehlt es Ihnen an Lob und Bestätigung? Oft hilft diese Selbstbefragung, die Konflikte, die Ihnen „den Kopf zerbrechen" progressiver anzugehen.

Mangelerscheinungen

Auch Fehlfunktionen des Stoffwechsels können Kopfschmerzen auslösen. Ihre Ursache sind häufig Mangelerkrankungen wie Eisenmangel, Mangel an Vitaminen der B-Gruppe, Zink- oder Chrommangel. Auch auf eine Abmagerungskur kann der Körper mit Kopfschmerzen reagieren.

Ursache Umwelt

In den Bereich der Zivilisationskrankheiten fallen Kopfschmerzen dann, wenn sie bedingt sind durch Schadstoff- und Lärmbelastung, durch Schlafmangel, Stress und allgemeine Erschöpfung sowie durch Genuss- oder Schmerzmittelmissbrauch. Sie lassen sich durch eine Verbesserung der Wohnverhältnisse, durch Reduzierung der Arbeitsbelastung und durch Entspannung beseitigen.

Migräne

Veränderte Durchblutungsverhältnisse im Gehirn sorgen für den Migränekopfschmerz: Im Vorstadium verengen sich die Blutgefäße im Gehirn, es kommt zu Sauerstoffmangel, der sich durch

Schmerzen bemerkbar macht. In der folgenden Kopfschmerz-phase dehnen sich die Gefäße, speziell im Bereich der Großhirn-rinde, wieder aus. Dadurch kommt es zur Durchlässigkeit von Gefäßwänden und zu Flüssigkeitsaustritt in angrenzendes Hirn-gewebe und so zu erneutem Schmerz. Zudem kommt es zu starken Histaminausschüttungen aus den Mastzellen der Gefäß-wände und damit zu schmerzhaften Entzündungen.

Leiden Sie wiederholt unter Migräneanfällen, versuchen Sie, dem Auslöser auf die Spur zu kommen, indem Sie über Ihre Ess-, Arbeits- und Schlafgewohnheiten und das Auftreten der Schmerzen bzw. ihrer Vorboten Buch führen. Beobachten Sie, ob es sich um eine Entspannungsmigräne handelt: Im Stress, insbesondere im Dauerstress, spannen sich unsere Gefäße an. Nimmt die Anspannung ab, weil der Stress nachlässt, treten die Schmerzen auf. Durch Ihr »Migränetagebuch« finden Sie auch heraus, ob bestimmte Nahrungsmittel den Kopfschmerz auslö-sen. Infrage kommen dabei insbesondere Milchzucker, Kakao, Konservierungsstoffe, Farbstoffe und Zucker. Migräneschmerzen werden ausgelöst durch so genannte Schmerzmediatoren wie Prostaglandine und Leukotriene. Diese Schmerzmediatoren bil-den sich auf der Basis von Arachidonsäure, einer in tierischen Lebensmitteln vorkommenden Fettsäure. Meiden Sie arachidon-säurehaltige Lebensmittel wie Eier, Schweineschmalz, Fleisch, Leber, Wurstwaren, Aal und Thunfisch.

Therapieergänzung

Entspannung ist das A und O bei Kopfschmerz: Oft hilft bereits ein ausgedehnter Spaziergang an der frischen Luft, ein warmes Bad, kurze Bettruhe oder Entspannungs-, Yoga- und Atemübungen.

Symptome bei Migräne: Halbseitiger, anfallartig auftretender Kopfschmerz, der auch auf die andere Kopfhälfte wechseln kann, Schwindelanfälle, Erbrechen, Schweißausbrüche; Vorboten eines Migräneanfalls: Lichtempfindlichkeit, Sehstörungen, häufig auch Fremdgeräusche in den Ohren

Symptome bei Kopfschmerz: nicht eingrenzbarer Schmerz, der anfallartig oder chronisch und ohne Begleiterscheinungen auftritt

Symptome bei Spannungskopfschmerz: Drückender, dumpfer Kopfschmerz, der vom Hinterkopf aus in beide Kopfhälften und in die Stirn ausstrahlt, vermehrte Anspannung der Kopf- wie der Nackenmuskulatur

Behandlung: Massieren Sie die Reflexzonen von Kopf, Nacken und Halswirbelsäule, danach die Reflexzonen des Schultergürtels, der Brustwirbelsäule, der Lymphbahnen und der Geschlechtsorgane als mögliche Verursacherzonen (Kausalzonen), zuletzt behandeln Sie die Reflexzonen der Verdauungsorgane, der Harnorgane, der Nebenhöhlen und der Zähne. Beenden Sie die Massage mit der Reflexzone des Solarplexus (S. 81).

Behandlungsdauer: Bei akutem Schmerz wenden Sie den Sedierungsgriff an der betroffenen Zone an, bei chronischem und sich wiederholendem Kopfschmerz hilft eine Langzeittherapie mit 2 Sitzungen pro Woche.

Achtung: Greifen Sie nicht sofort und vor allen Dingen nicht beständig zur Schmerztablette. Kopfschmerz ist ein Warnsignal, dessen Ursache eine ernsthafte Erkrankung, beispielsweise ein Tumor, sein kann.

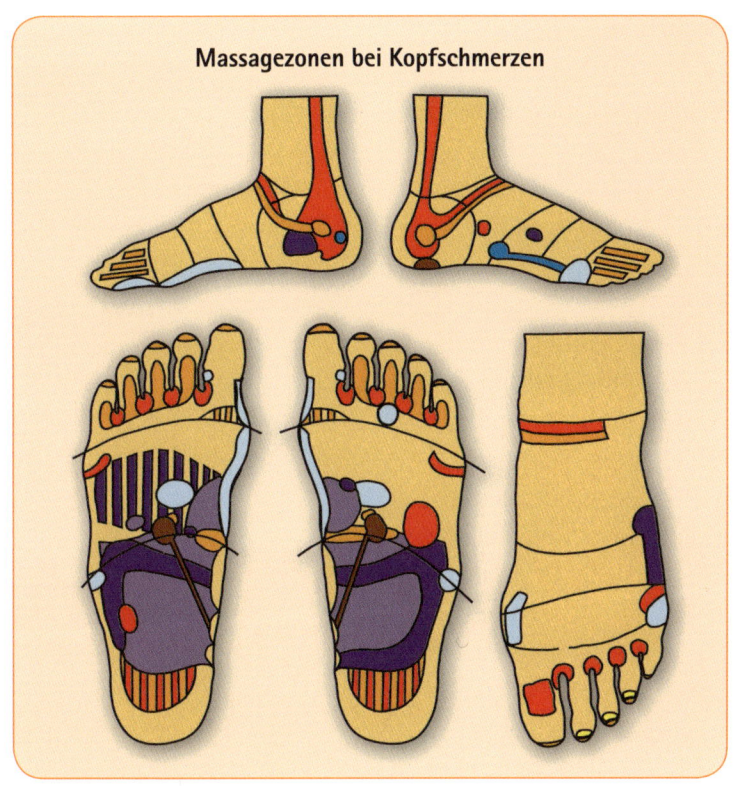

Massagezonen bei Kopfschmerzen

Lindernd wirken kalte und heiße Kompressen auf Stirn und Nacken oder kalte Arm- und Fußbäder. Migräneforscher haben herausgefunden, dass Essen entspannend wirkt, weil es vom Problem »Kopfschmerz« ablenkt. Versuchen Sie folglich, während des Anfalls ein Stück trockenes Brot oder Zwieback zu essen. Achten Sie generell auf ruhige und genussreiche Mahlzeiten. Durch Mangelerscheinungen bedingte Schmerzen verflüchtigen sich, wenn Sie chromhaltige, eisenhaltige und vitaminreiche Kost zu sich nehmen.

Krampfadern

Von Krampfadern oder Varizen spricht man, wenn sich unter der Haut der Unterschenkel, Kniekehlen und Oberschenkel blaue, schlangenförmige Blutgefäße abzeichnen. Die Beinvenen sind im Gefäßinneren mit ventilartigen Klappen versehen. Diese Venenklappen regeln den Rücklauf des sauerstoffarmen Bluts. Sind diese Venenklappen undicht oder funktionsunfähig (Venenklappeninsuffizienz), sackt das Blut ab, und der venöse Blutdruck erhöht sich: Flüssigkeit wird durch die Venenwände in das umliegende Gewebe gedrückt, die Beine schwellen an, die Venen treten unter der Hautoberfläche hervor. Krampfadern oder Varizen bilden sich. Diese entstehen, wenn das sauerstoffarme Blut aus den periphären Gefäßen nicht oder nur schwer Richtung Herz zurückläuft.

Symptome: Schlangenförmige oder wurmartige Venen an den Rückseiten und Innenseiten der Unter- und Oberschenkel, Schmerzen in den Beinen bei längerem Stehen

Behandlung: Eine Entstauung im venösen System erreichen Sie, wenn Sie nacheinander folgende Reflexzonen massieren: Die Zonen von Lendenwirbelsäule, Epiphyse, Hypophyse und Herz. Dann die Zonen des kleinen Beckens außen, des kleinen Beckens innen, von Leber, Gallenblase und Solarplexus. Zuletzt die Zonen des ganzen Bauchraums und des ganzen Beins (siehe Grafik Seite 83).

Behandlungsdauer: 15 bis 20 Behandlungen über 3 Monate, Fortsetzung nur bei Besserung der Beschwerden

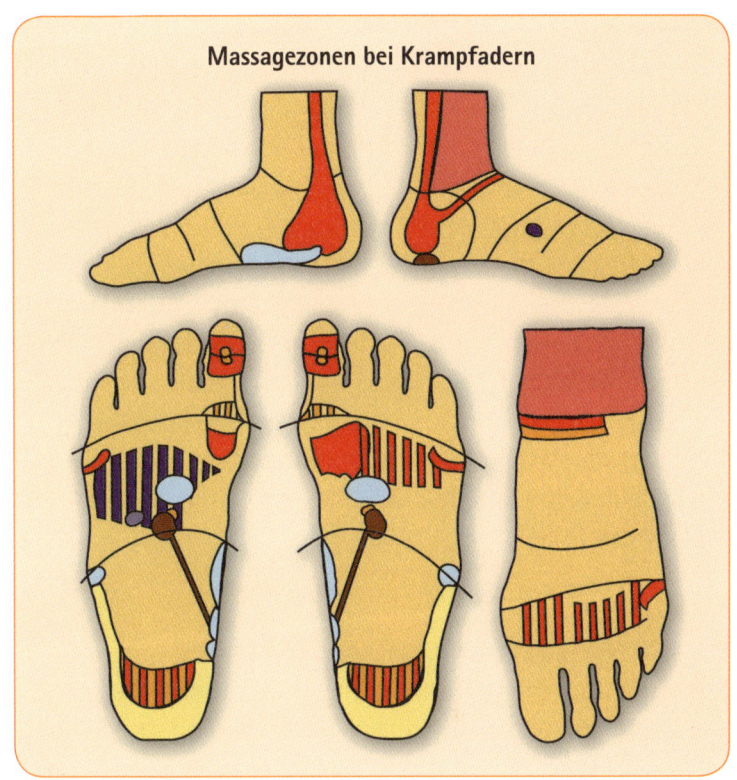

Massagezonen bei Krampfadern

Mögliche Ursachen

Neben der Venenklappeninsuffizienz kann eine angeborene oder erworbene Venenwandschwäche die Ursache von Varizen sein. Sie führt dazu, dass die Gefäßwände der Venen deutlich dünner ausgebildet sind als die der Arterien. Das sie durchströmende Blut fließt langsamer. Die Gefäßwände erweitern sich, und die Venenklappen schließen nicht mehr dicht. Folglich staut sich das verbrauchte Blut in den Beinen, es kommt zum Austritt von

Flüssigkeit in das die Venen umgebende Bindegewebe, Verdickungen und Knoten bilden sich.

Therapieergänzung

Langfristig hilft eine das Bindegewebe stärkende Ernährung die Bildung von Krampfadern zu vermeiden. Für Festigkeit und Geschmeidigkeit des Bindegewebes sind Vitamin B_2, Vitamin B_6 und Vitamin C verantwortlich, außerdem die Spurenelemente Kupfer, Zink, sowie die Aminosäuren Prolin und Glyzin.
Hilfreich zur Stärkung des Bindegewebes sind die Muskeln. Die Beinvenen sind größtenteils von Skelettmuskulatur umgeben. Gut durchtrainierte Muskeln stützen daher die Venen. Beugen Sie Krampfadern vor, indem Sie sich regelmäßig bewegen, z. B. schwimmen.

Lebererkrankungen

Die Leber ist mit ca. 1,5 Kilogramm Gewicht die größte Drüse des menschlichen Organismus. Sie bewältigt eine Vielzahl für den Organismus lebenswichtiger Aufgaben: Ihre Zellen bilden die Gallenflüssigkeit, die in der Gallenblase gesammelt und von dort in den Zwölffingerdarm geleitet wird. In der Leber laufen außerdem wesentliche Stoffwechselvorgänge ab: Sie bewerkstelligt die Entgiftung und Ausscheidung toxischer Stoffwechselprodukte aus dem Blut. Sie filtert die verdaulichen Stoffe, wie z. B. Nahrungseiweiße, aus und baut sie in körpereigene Eiweiße um. Sie ist aktiv im Fettsäurenabbau, in der Synthese und Verwertung von Cholesterin und in der Herstellung von Glukose. Die Leber ist zudem ein Speicher für Glykogen, Eiweiß und Vitamine (Vitamin B_{12} und Vitamin A). Die Leber bildet außerdem auch den Blutgerinnungsstoff Fibrinogen sowie verschiedene weitere Gerinnungsfaktoren und Blutplasmaproteine. Sie baut alte Blutkörperchen ab und speichert Eisen. Viertens arbeitet die Leber dem Hormonhaushalt zu, da sie die Ausgangsstoffe für die Sexualhormone herstellt.

Die Leber ist ein Organ, ohne das kein Mensch länger als einige Stunden überleben kann. Darum hat die Leber eine hohe Regenerationsfähigkeit: Selbst wenn zwei Drittel der Leber zerstört sind, kann das gesunde letzte Drittel die Aufgaben des Organs noch erfüllen. Einmal zerstörte Leberzellen bleiben jedoch für immer funktionsunfähig.

Gelbsucht (Ikterus)

Gelbsucht ist <u>keine</u> Krankheit, sondern das Symptom einer Leber- oder Gallenblasenerkrankung. Ist die Haut eher orangegelb gefärbt, besteht der Verdacht auf einen Leberschaden. Ist sie grünlich oder weißlich gelb, liegt die Störung eher in der Gallenblase oder im Gallenwegssystem.

Hepatitis (Leberentzündung)

Hepatitis vom Typ A (auch Reisehepatitis oder HAV-Hepatitis genannt) wird über die Mundschleimhäute übertragen durch Nahrungsmittel, Getränke oder Wasser, die mit infiziertem Kot oder Urin Kontakt hatten. Auch Fliegen können die Krankheitserreger übertragen.

Hepatitis vom Typ B (auch HBV-Hepatitis, Serumhepatitis oder Transfusionshepatitis genannt) und Hepatitis C übertragen sich über die Blutbahn. Kleine Hautverletzungen, in die infizierter Speichel, Urin, Sperma, Stuhl oder Blut gerät, sind die Überträgerstellen. Daher ist die Infektionsgefahr mit HBV beim Geschlechtsverkehr, beim Tätowieren oder Piercing mit nicht desinfizierten Geräten, aber auch bei unsauberen zahnärztlichen Behandlungen und bei Versorgung mit Blutkonserven hoch. Die Ansteckungsgefahr mit Hepatitis ist vor Beginn der Gelbfärbung der Haut am größten.

Chronische Hepatitis

Geht eine akute Hepatitiserkrankung nicht innerhalb von vier bis sechs Wochen zurück und normalisieren sich die Blutwerte nicht innerhalb von vier Monaten, kann eine Hepatitis chronisch werden. Ältere Menschen und Rekonvaleszenten sind häufiger davon betroffen. Die chronische Hepatitis verläuft ohne Anzeichen von Gelbsucht und bleibt daher oft jahrelang unerkannt. Sie kann auch von Medikamenten verursacht sein und klingt ab, wenn diese abgesetzt werden. Defekte im körpereigenen Abwehrsystem können dafür sorgen, dass immer wieder Hepatitis ausbricht, deren Heilung mit der Zeit langwieriger wird. Dann besteht die Gefahr eines Leberversagens.

Leberzirrhose

Leberzirrhose oder Leberschrumpfung ist eine chronische Entzündung der Leber, bei der das entzündete Lebergewebe faserartig umgebaut wird, anschwillt und das gesunde Lebergewebe verdrängt, schließlich Narben bildet und sich zusammenzieht. Diese Schrumpfung ist ein irreversibler Prozess, dessen Fortschreiten nur durch ständige ärztliche Betreuung verhindert werden kann.

Symptome bei Gelbsucht: Haut, Schleimhäute und Augäpfel sind gelblich verfärbt, Juckreiz und Ausschlag, eventuell Fieber

Symptome bei Hepatitis: Schmerzen unter dem rechten Rippenbogen, Müdigkeit, Kopfschmerzen, Übelkeit, Verstopfung, Durchfall, Blähungen, Gelbsucht, Braunfärbung des Harns, Aufhellung der Stuhlfärbung, Anschwellen von Leber, Milz und Lymphknoten

Symptome bei chronischer Hepatitis: Müdigkeit, Kopfschmerzen und konstante Verdauungsprobleme

Symptome bei Leberzirrhose: Schlechtes Allgemeinbefinden, Blässe, Appetit- und Gewichtsverlust, Haarausfall, Kribbeln oder Taubheit in Füßen und Fingern; sternförmige Blutgefäßzeichnungen auf der Haut; bei Männern Hodenschrumpfung, Abnahme der Potenz

Symptome bei Fettleber: Völlegefühl, leichte Übelkeit

Behandlung: Massieren Sie zunächst die Zonen der Brustwirbelsäule, der Epiphyse, der Hypophyse und des Solarplexus. Motivieren Sie die Körperabwehr, indem Sie die Zonen des gesamten lymphatischen Systems behandeln. Fahren Sie in der Massage mit den Zonen des Verdauungssystems fort: Bauchspeicheldrüse, Magen, Dünndarm und Dickdarm. Um die ausscheidenden Organe zu stimulieren, massieren Sie dann die Reflexzonen der Nieren und Nebennieren. Beenden Sie die Behandlung mit der Massage der Zonen von Herz, Herzbezugszone, Leber und Gallenblase (siehe Grafik S. 88).

Behandlungsdauer: Langzeittherapie mit 1 bis 2 Sitzungen in der Woche

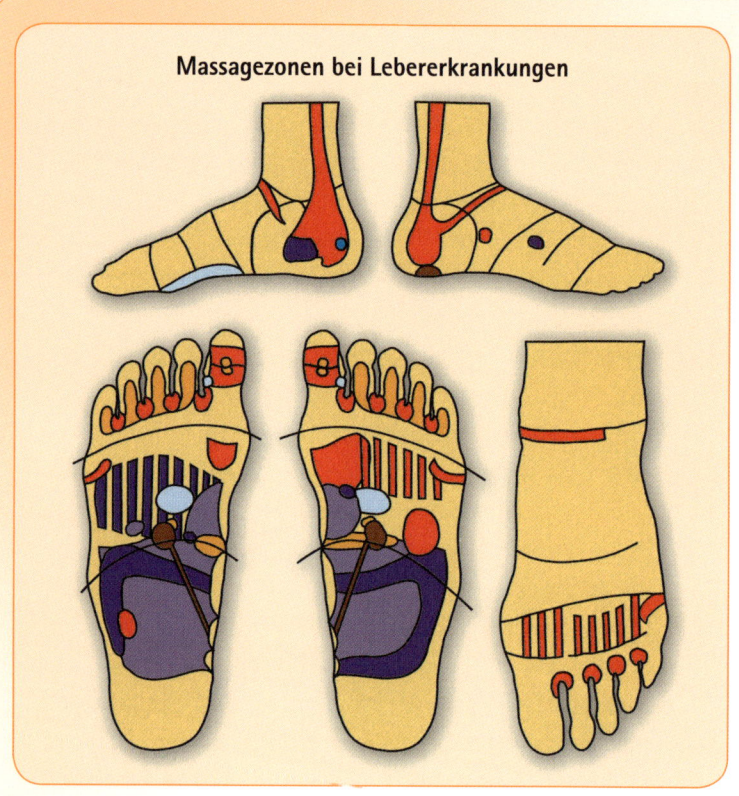

Massagezonen bei Lebererkrankungen

Fettleber

Ist die Leber aufgrund von Fetteinlagerungen vergrößert, spricht man von Fettleber. Sie macht kaum Beschwerden, wenn ihre Verursacher abgestellt werden. Bei Alkoholentzug und Gewichtsreduktion kann sich die Fettleber völlig zurückbilden. Ist sie verursacht durch Chemikalien oder Arzneimittel, gilt es, diese Mittel zu meiden. Liegt ihr eine einseitige kohlenhydratreiche Ernährung zugrunde, muss Diät gehalten werden.

Mögliche Ursachen

Einer Leberzirrhose liegt fast immer ein Missbrauch von Alkohol zugrunde. Zweitwichtigster Auslöser von Leberzirrhose sind Medikamente: Schmerzmittel, Antidepressiva, Rheumamittel und Mittel gegen Psychosen, die über lange Zeit in hohen Dosen eingenommen werden. Diese Leberschäden können ausheilen, wenn abstinent gelebt wird bzw. die Medikamente abgesetzt werden. Chronische Hepatitis wird meist durch Medikamentenmissbrauch oder durch eine unerkannte akute Hepatitis ausgelöst.

Therapieergänzung

Erste Maßnahme bei Lebererkrankungen ist Alkoholverbot. Eine fettarme, vitamin- und nährstoffreiche Diät mit ausgewogener Eisen- und Kupferzufuhr hilft, die Leber zu entgiften.

Magenbeschwerden

Der Magen ist ein sackartiges, mit Schleimhaut ausgekleidetes Organ von etwa eineinhalb Liter Fassungsvermögen, in dem Speisen und Getränke gesammelt und für die weitere Verdauung vorbereitet werden. Ein verdorbener Magen kann das Allgemeinbefinden stark beeinflussen. Wird der Magen überbeansprucht, reagiert die Magenschleimhaut mit einer Entzündung. Die Schleimhautfalten quellen auf und bilden vermehrt Magensaft, damit eine weitere Berührung mit dem unverträglichen Mageninhalt vermieden wird.

Mögliche Ursachen

Neben der Überlastung des Magens durch allzu üppiges Essen oder durch hohen Alkohol- und Nikotinkonsum, kann auch die Psyche Magenbeschwerden verursachen: Überforderung, unterdrückte Aggression, fehlende Entspannung und Überarbeitung können »auf den Magen schlagen« (siehe auch *Gastritis*). Auch eine Infektion oder eine Antibiotikabehandlung können den Magen gereizt haben.

Therapieergänzung

Zunächst helfen Fasten, Kräutertee, eine Wärmflasche oder warm-feuchte Wickel. Nach einem Tag mit leichter Kost ist der Magen

Symptome: Völlegefühl und Druckgefühl im Magen, Übelkeit, Erbrechen, Appetitlosigkeit, belegte Zunge, Durchfallneigung

Behandlung: Massieren Sie zunächst die Reflexzonen der Brust- und Lendenwirbelsäule, danach die Zonen der Epiphyse, der Hypophyse, der Leber und der Gallenblase. Fahren Sie in der Therapie fort mit der Behandlung der Reflexzonen der Bauchspeicheldrüse, des Magens, der Nieren und des ganzen Bauchraums. Behandeln Sie schließlich die Zonen des Solarplexus, des Dünndarms und des Dickdarms (siehe Grafik Seite 91).

Behandlungsdauer: Nach spätestens 5 bis 10 Behandlungen sollten sich die Beschwerden deutlich bessern.

Achtung: Wenn Sie unter häufigen Magenverstimmungen leiden, kann eine Störung der Leber und der Gallenblase oder eine Disfunktion der Bauchspeicheldrüse vorliegen. Diese Magenbeschwerden sollten unbedingt ärztlich behandelt werden.

Massagezonen bei Magenbeschwerden

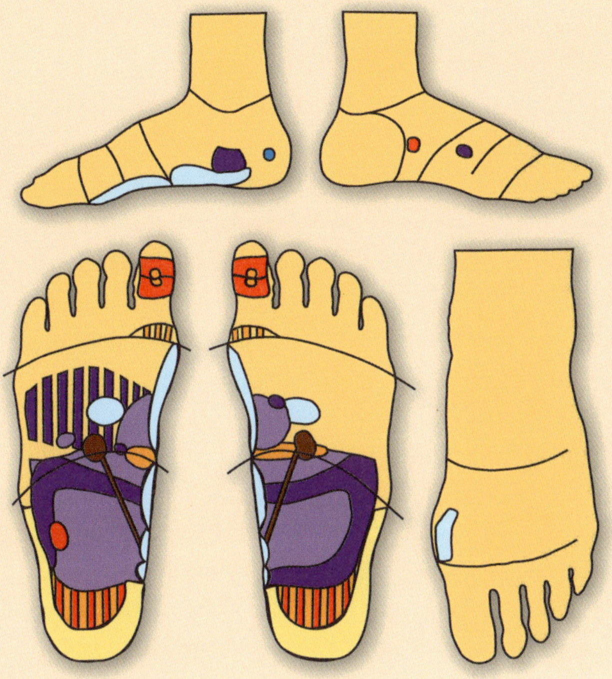

meist wieder »eingerenkt«. Längerfristig muss ein Magen, damit er zuverlässig arbeitet, auch sorgfältig behandelt werden. Magenverstimmungen vermeiden Sie, wenn Sie einen normalen Lebensrhythmus und regelmäßige Essenszeiten einhalten, auf übermäßiges Essen und nächtliche Schlemmereien verzichten. Nehmen Sie sich zum Essen Zeit, kauen Sie gründlich und ausdauernd. Achten Sie auf eine angemessene Speisenfolge und auf eine gesunde Zusammensetzung aus Fetten, Eiweißen, Kohlenhydraten und Biostoffen.

Achten Sie auch auf die richtige Temperatur der Speisen. Lassen Sie sich nicht durch Fernseher oder Computer vom Essen ablenken.

Menstruationsbeschwerden

Neben heftiger oder unregelmäßiger Blutung leiden viele Frauen unter schmerzhaften Regelblutungen oder Dysmenorrhö. Einfache medizinische Erklärungen gibt es dafür nicht. Wesentlich ist, dass die Schmerzen eng mit der momentanen körperlichen und seelischen Verfassung der Frau zusammenhängen. Je selbstbewusster und ausgeglichener eine Frau mit ihrem Zyklus umgeht, desto weniger schmerzhaft verläuft ihre Periode.

Mögliche Ursachen

Die Lebensbedingungen und ihre psychischen Folgen beeinflussen die Hormonproduktion derart, dass sich die Gebärmutter verengt oder erweitert und das Blut leichter oder schwerer abfließt. Der Blutstau innerhalb der Gebärmutter führt zu Spannungsschmerzen, die über das Bauchfell an das Nervensystem von Unterleib, Kreuz und Rücken weitergeleitet werden.

Die Hormonproduktion ist nicht ausreichend (hormonelle Insuffizienz), die Regelblutung daher schwach und unregelmäßig, aber stark schmerzhaft. In diesem Fall sollten Sie zur Klärung Ihres Hormonstatus den Arzt aufsuchen.

Wenn nicht unterentwickelte Eierstöcke, eine mangelhaft ausgebildete Gebärmuttermuskulatur, ein Gebärmutterknick oder Hormonmangel die Regelschmerzen verursachen, dann ist vielfach eine unregelmäßige, stressige Lebensweise der Auslöser. Gerade Frauen sind mit Beruf, Karriere und Kinderwunsch widersprüchlichen Aufgaben und Dauerkonflikten ausgesetzt.

Therapieergänzung

Gymnastik für Bauch-, Becken- und Rückenmuskulatur kann bei Menstruationsbeschwerden sehr hilfreich sein:

→ Legen Sie sich mit angewinkelten Beinen auf den Rücken.

→ Heben Sie im jeweils ein Bein gestreckt in die Luft, und stellen Sie es wieder ab.

→ Mit angewinkelten Beinen stellen Sie im Wechsel Fußspitzen und Fersen auf den Boden.

→ Heben Sie den Kopf Richtung Knie und legen sie ihn wieder ab.

→ Ziehen Sie die Knie abwechselnd in Richtung Kopf.

→ Heben Sie das Becken nach oben, und legen Sie es wieder ab.

Üben Sie im Wechsel so oft, wie es Ihnen angenehm ist.

Symptome: ziehende Schmerzen und Druck im Unterleib vor und mit Beginn der Regel, später krampfartige Bauchschmerzen, Kreuzschmerzen, aufgetriebener Unterleib, Übelkeit bis Erbrechen, Kopfschmerzen, Appetitlosigkeit, depressive Stimmung

Behandlung: Massieren Sie die Zonen von Lendenwirbelsäule, Schädelbasis und Scheitel. Behandeln Sie dann nacheinander die Zonen von Epiphyse, Hypophyse, Bauchspeicheldrüse, Nebennieren und Schilddrüse. Zuletzt massieren Sie die Zonen für das kleine Becken, den ganzen Bauchraum sowie für Dünn- und Dickdarm (siehe Grafik Seite 94).

Behandlungsdauer: bei akuten Beschwerden täglich, bei chronischen Beschwerden 1- bis 2-mal die Woche in Langzeittherapie

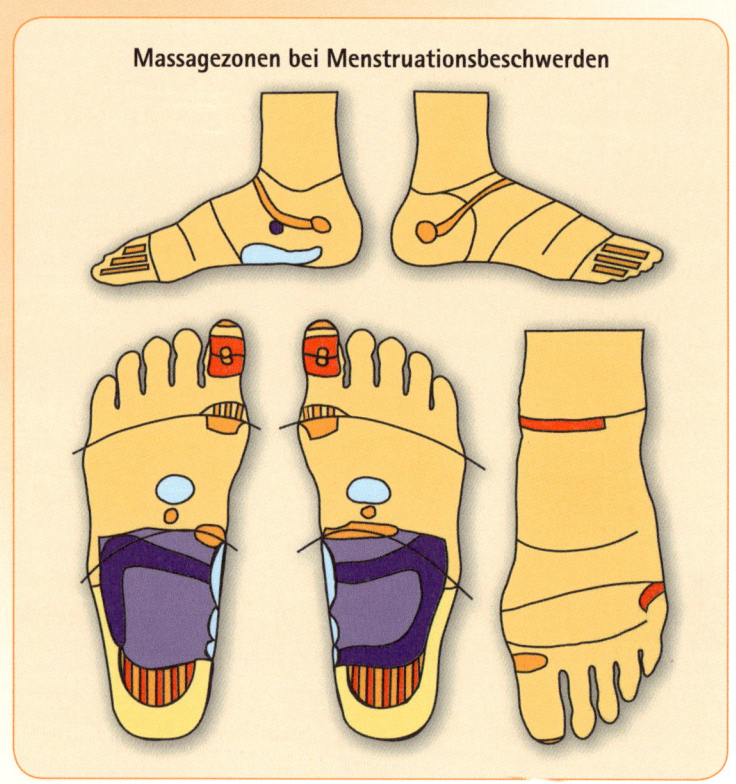

Massagezonen bei Menstruationsbeschwerden

Nasennebenhöhlenerkrankungen

Die eingeatmete Luft wird in der Nase angefeuchtet und ange-
wärmt. Mit der Luft eindringende Bakterien werden in den
Nasenflimmerhärchen festgehalten und beim Ausatmen nach
draußen geschleudert. Reizen zu viele Keime die oberen Atemwege, kommt es zu einer Entzündung der Nasenschleimhaut:
dem Schnupfen. Diese Entzündung heilt normalerweise in einer
Woche wieder ab.

Weniger harmlos gestaltet sich das Krankheitsbild, wenn sich die Entzündung ausweitet und die Nebenhöhlen infiziert werden. Die Nasennebenhöhlen sind Hohlräume in Stirnbein, Keilbein und Siebbein des Schädels sowie im Oberkieferknochen. Die Stirnhöhlen liegen im Stirnschädel oberhalb der Augenhöhlen, das Siebbeinlabyrinth verläuft neben der Nasenwurzel, die Kieferhöhlen liegen rechts und links des Nasenbeins. In ihnen wird der Nasenschleim produziert. Bei einer Entzündung schwellen die Schleimhäute an und die Gänge zwischen Nase und Nebenhöhlen verstopfen. Das Nasensekret staut sich, verhärtet und stockt. Vorbeugend stärken Sie Ihre Abwehrkräfte, indem Sie für viel Bewegung an der frischen Luft sorgen.

Symptome: Kopfschmerzen, Druckgefühl neben dem Nasenbein, über den Augen und im Augeninnenbereich, tränende Augen, keine Anzeichen von Schnupfen, Sekretfluss in den Rachen, Schweregefühl im Kopf, Geruchs- und Geschmacksstörung

Behandlung: Behandeln Sie alle Zonen des Atmungssystems, d.h. Lunge, Kehlkopf, Luftröhre und Bronchien. Massieren Sie dann das gesamte lymphatische System: die Zonen von Leiste, Achsel, Thymus, Milz, Mandeln und Blinddarm. Zuletzt massieren Sie die Reflexzonen von Scheitel, Nasen-Rachen-Raum und Stirnhöhle (siehe Grafik Seite 96).

Behandlungsdauer: 2-mal pro Woche, nach zehn Behandlungen sollten die Beschwerden abklingen

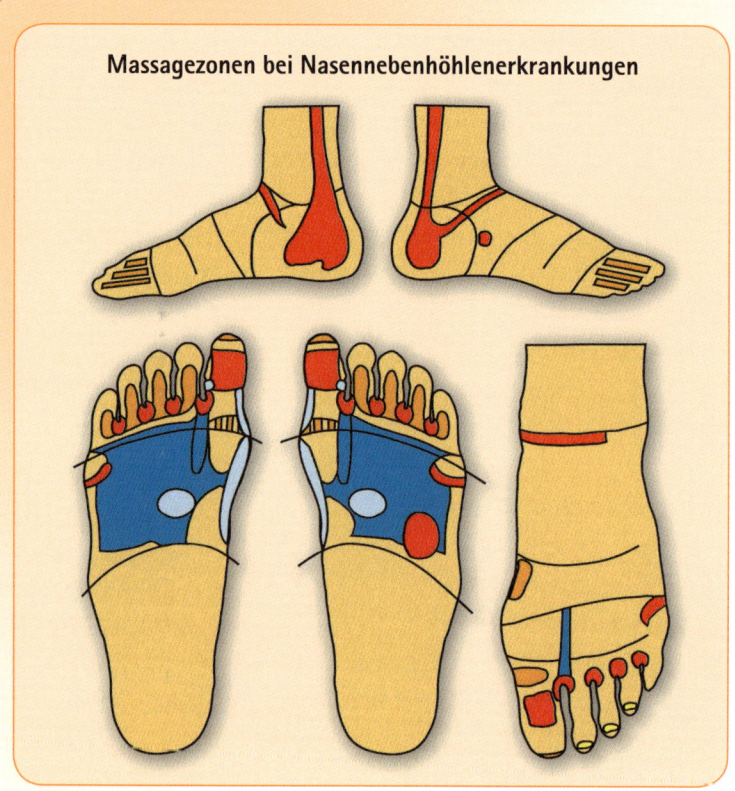

Massagezonen bei Nasennebenhöhlenerkrankungen

Mögliche Ursachen

Nicht ausgeheilte Infektionen der Atemwege verursachen oft eine akute Nebenhöhlenentzündung, die chronisch werden kann, wenn sie nicht behandelt wird.

Therapieergänzung

Trinken Sie besonders viel, vor allem Lindenblüten- oder Fliedertee. Inhalieren Sie menthol- oder eukalyptushaltige Dämpfe.

Nehmen Sie Nasenduschen: Bereiten Sie eine einprozentige, körperwarme Kochsalzlösung, indem Sie eine Messerspitze Kochsalz in einem Glas warmen Wassers auflösen. Ziehen Sie beim Einatmen diese Lösung durch die Nase nach oben.
Sorgen Sie für ausreichende Luftfeuchtigkeit in Ihren Wohnräumen, denn ausgetrocknete Schleimhäute sind entzündungsanfällig.

Nierenleiden

Die Nieren sind die Entgiftungsorgane unseres Körpers. Täglich strömen 1500 Liter Blut durch sie. Aus diesem Blut filtern die Nieren rund 180 Liter Primärharn, der außer Eiweiß sämtliche löslichen Blutbestandteile enthält. Über ein Kanalsystem leiten sie diesen Primärharn wieder in die Blutbahn. Zurück bleiben ungefähr zwei Liter mit aus Blut und Primärharn ausgefilterten Stoffwechselschlacken. Diese werden über die Nierenkelche, das Nierenbecken und die Harnleiter in die Blase geleitet, wo sie bis zur Ausscheidung bleiben. Über die Harnbildung regeln die Nieren den Flüssigkeits- und Salzhaushalt des Organismus. Durch die Steuerung der Harnzusammensetzung halten sie ferner den pH-Wert des Blutes konstant.
Überdies sind die Nieren an der Produktion von Vitaminen und Hormonen, an der Blutbildung, dem Knochenstoffwechsel und der Regulierung des Blutdrucks beteiligt.

Mögliche Ursachen

Wenn der Harn kalziumhaltig ist, bilden sich Kristalle und Ablagerungen aus Kalziumphosphat oder Kalziumoxalat in den Nieren, die Nierensteine. Diese werden gemeinhin mit dem End-

harn ausgeschieden. Wenn zu große Steine in Richtung Harnröhre wandern und den Harnabfluss stören, treten Nierenko-
liken auf.

Nierenbeckenentzündung

Zur Entzündung des Nierenbeckens kommt es, wenn bakteriel-
le Infektionen der unteren Harnwege sich ausbreiten. Sie kann
auch eine allergische Reaktion der Nieren auf Schmerzmittel,
Antirheumatika oder Abführmittel sein. Nach Absetzen der
Medikamente bildet sich die Entzündung wieder zurück.

Symptome bei Nierenkolik: stechende, dumpfe, wellenför-
mige Schmerzen im unteren Rücken, Schüttelfrost, Übelkeit,
Erbrechen

Symptome bei Nierenbeckenentzündung: starke, krampfartige Rücken- und Seitenschmerzen, Harndrang, Schmerzen beim Wasserlassen, Harntrübung, Fieber, Appetitlosigkeit, Schüttelfrost

Behandlung: Massieren Sie nacheinander die Zonen von
Brust- und Lendenwirbelsäule, dann Zähne, Pankreas,
kleines Becken außen und innen, das gesamte lymphatische
System, den Bauchraum, Dünn- und Dickdarm, Solarplexus,
Blase, Harnleiter, Nieren (siehe Grafik Seite 99).

Behandlungsdauer: 1- bis 2-mal pro Woche in Langzeittherapie

Achtung: Bei akuten Koliken nur äußerst vorsichtig massieren!

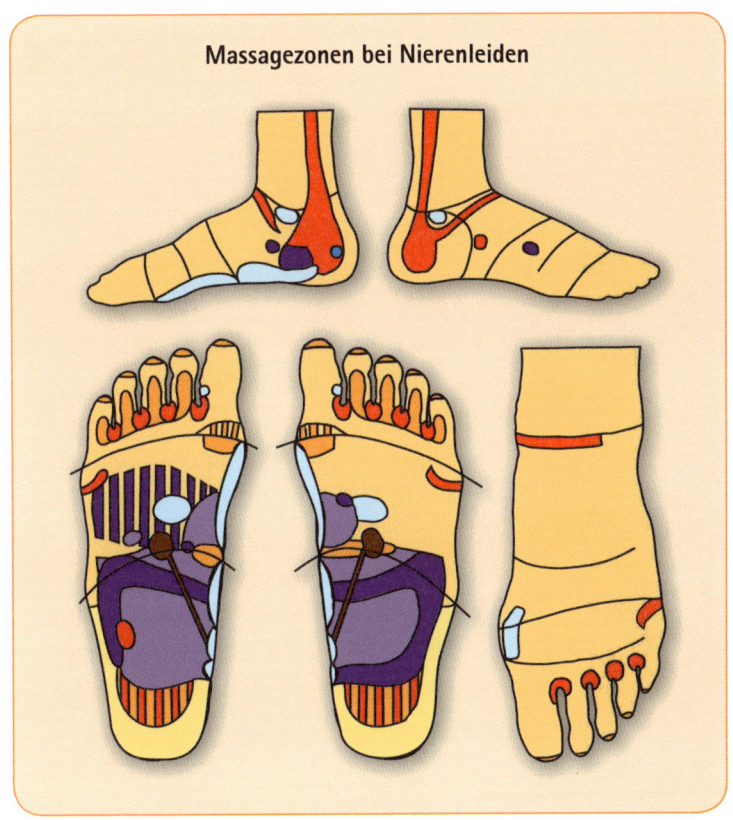

Massagezonen bei Nierenleiden

Therapieergänzung

Um die Bildung von Nierensteinen zu unterbinden und den Harn säurearm zu halten, sollte idealerweise die Ernährungsweise umgestellt werden:

Verzichten Sie auf Lebensmittel, die einen Überschuss an sauren Mineralstoffen enthalten, meiden Sie salzreiche Kost und nehmen Sie basenhaltige Nahrungsmittel zu sich!

Osteoporose

Osteoporose ist eine überaus häufige Erkrankung des menschlichen Skelettsystems. Sie zeichnet sich durch eine Verminderung der Knochensubstanz sowie die nachfolgende Veränderung der Knochenstruktur aus und geht mit einer erhöhten Brüchigkeit der Knochen einher.

Mögliche Ursachen

Kalzium-, Magnesium- und Lichtmangel sind die Auslöser der Osteoporose. Wird dem Körper zu wenig Kalzium zugeführt, sinkt die Kalziumkonzentration im Blut. Diesen Mangel gleicht der Körper aus, indem er Kalzium aus den Knochen löst und in die Blutbahn freisetzt. Die Knochen werden dadurch brüchig

i

Symptome: Reißen und Ziehen in den Knochen, diffuse Schmerzen im Rückenbereich, spontane Brüche der Handgelenks-, Finger- und Fußknochen, Brüche der Oberschenkelhalsknochen, Rundrücken durch Wirbeleinbrüche im Bereich der Brustwirbelsäule

Behandlung: Für einen besseren Durchblutungsstatus des Skeletts massieren Sie zunächst die Zonen der Schädelbasis, Hypophyse, Epiphyse und Schilddrüse. Behandeln Sie weiter die Zonen der Schultern, der Ellenbogen und der Arme sowie die Zonen der Hüfte, der Kniegelenke und der Beine (siehe Grafik Seite 101).

Behandlungsdauer: 1- bis 2-mal pro Woche in Langzeittherapie

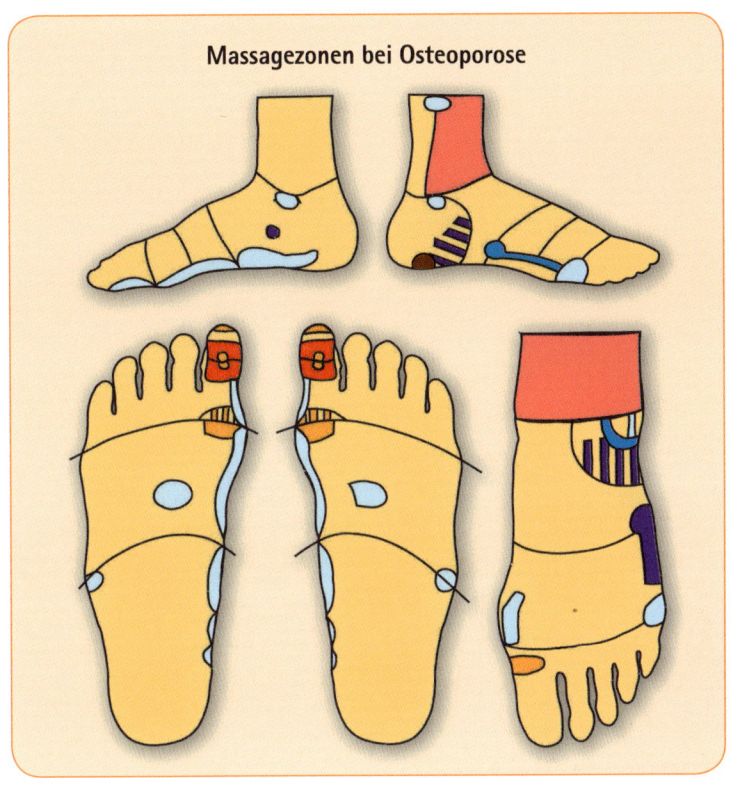

Massagezonen bei Osteoporose

und porös. Magnesium aktiviert ein für den Knochenaufbau wichtiges Enzym. Je mehr Magnesium mit der Nahrung aufgenommen wird, desto höher ist die Knochendichte in der Folge. Ein Mangel an Tages- bzw. Sonnenlicht führt indirekt zu Osteoporose, da er eine Unterproduktion von Vitamin D nach sich zieht. Vitamin D ist jedoch zur Verwertung von Kalzium durch den Körper unbedingt notwendig. Da Frauen während der Schwangerschaft und nach der Menopause einen erhöhten

Kalziumbedarf haben, erkranken sie häufiger an Osteoporose als Männer.

Therapieergänzung

Entlasten Sie Ihre Knochen: Eine aktive und ausgewogene Belastung des Bewegungsapparats stimuliert den Knochenneuaufbau. Die dadurch gleichzeitig gestärkten Muskeln entlasten die Knochen. Im Fall von Übergewicht sorgt eine Gewichtsreduktion für die Entlastung des Skeletts.

Führen Sie dem Körper gezielt Magnesium, Kalzium und Vitamin D zu. Meiden Sie Nikotin, Koffein, Alkohol, Süßigkeiten und tierisches Eiweiß, denn deren Genuss führt zu einem verstärkten Abbau von Kalzium.

Prostataerkrankungen

Die Prostata oder Vorsteherdrüse ist ein etwa kastaniengroßes Organ, das den Anfangsteil der männlichen Harnröhre umgibt und mit der Basis am Blasengrund anliegt. Sie ist aus 30 bis 40 Drüsen aufgebaut, die von Bindegewebe und glatter Muskulatur umgeben sind. Diese Drüsen sondern ein dünnflüssiges Sekret ab, das bei der Ejakulation den Spermien beigemischt wird. Es enthält die für das Überleben der Samen wichtigen Inhaltsstoffe und wirkt bewegungsauslösend auf die Samen.

Die häufigsten Erkrankungen der Prostata sind Vorsteherdrüsenentzündung und -vergrößerung.

Mögliche Ursachen

Kolibakterien oder Streptokokken, die über den Blutweg oder durch die Harnröhre in die Prostata gelangen, rufen im Prostatagewebe eine Entzündung hervor (*Prostatitis*), die der ärztlichen Behandlung bedarf. Eine ungenügend oder nicht behandelte Prostatitis kann einen chronischen Verlauf nehmen und dadurch Potenzprobleme oder sogar Unfruchtbarkeit nach sich ziehen.

Zu einer Vergrößerung der Vorsteherdrüse kommt es durch Hormonveränderungen im männlichen Organismus, das Gewebe der Vorsteherdrüse fängt ab dem fünften bis sechsten Lebensjahrzent zu wachsen. Diese Wucherung ist gutartig, aber die vergrößerte Vorsteherdrüse drückt auf die Harnröhre und schränkt den Harnfluss ein.

Therapieergänzung

Das altersbedingte Wachstum der Prostata kann durch regelmäßige Harnentleerung, durch die Beschränkung der Flüssigkeitszu-

Symptome bei Prostataentzündung: häufiger Harndrang, Schmerzen und Störungen beim Urinieren, blutiger Urin, Fieber

Symptome bei Prostatavergrößerung: Störungen beim Urinieren, Brennen in der Harnröhre, Schmerzen in der Blasengegend, Verfärbung des Urins, Schwellungen im Dammbereich

Behandlung: Behandeln Sie die Zonen der Geschlechtsorgane, der Prostata, der Beckenlymphbahnen, dann die Zonen der Drüsen – Epiphyse, Hypophyse, Schilddrüse, Nebennieren, Bauchspeicheldrüse und Hoden – sowie die Zonen von Harnblase, Harnleiter, Leistenkanal, der unteren Wirbelsäule und des Solarplexus (siehe Grafik Seite 104).

Behandlungsdauer: 1- bis 2-mal pro Woche in Langzeittherapie

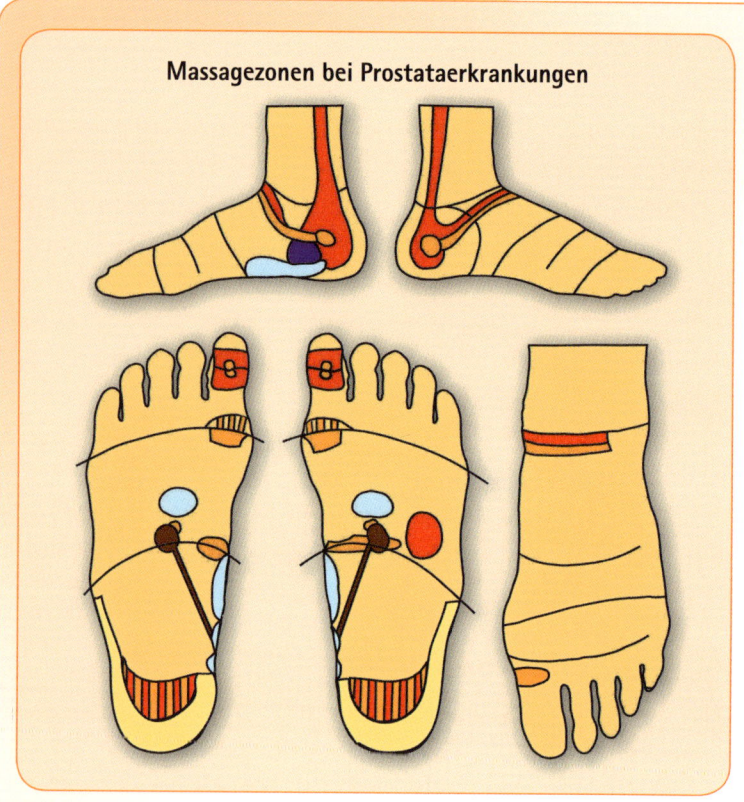

Massagezonen bei Prostataerkrankungen

fuhr, die Vermeidung von Alkohol sowie durch körperliche Bewegung verzögert werden. Wöchentliche warme Sitzbäder können zusätzlich die Beschwerden mindern. Ein starkes Immunsystem hilft, eine Entzündung der Vorsteherdrüse zu vermeiden: Damit es gar nicht erst zu Harnröhren- und Blasenentzündung kommt, ist eine Versorgung des Organismus mit Vitamin C und A angeraten. Beginnt der Harnfluss zu stocken, muss die innere Prostatadrüse operativ abgetragen werden.

Reizdarm

Etwa 15 bis 20 Prozent der Frauen und fünf bis zehn Prozent der Männer leiden unter der funktionellen Darmstörung, die Reizdarm genannt wird. Obwohl der Reizdarm erhebliche Beschwerden verursacht, sind keine organischen Veränderungen an ihm bemerkbar. Trotzdem reagiert die Darmmuskulatur eines an Reizdarm Leidenden schon auf die geringste Dehnung mit einer Verkrampfung. Bereits die Einnahme einer Mahlzeit oder die Dehnung des Darms durch Stuhl oder Luft können die Überreaktion des Darms auslösen und zu Unterleibsschmerzen, Völlegefühl sowie zu wechselweise Durchfall und Verstopfung führen. Ein Reizdarm liegt vor, wenn über ein Vierteljahr anhaltende chronische oder wiederkehrende Leibschmerzen bestehen, die nach dem Stuhlgang etwas nachlassen.

Symptome: Diffuse Unterleibsschmerzen, Völlegefühl, ein harter, aufgetriebener Bauch, Blähungen, Durchfall im Wechsel mit Verstopfung, Abgang von Schleim, veränderte Stuhlfrequenz, veränderte Stuhlkonsistenz, Darmgeräusche

Behandlung: Behandeln Sie die Reflexzonen der Brust- und Lendenwirbelsäule, der Epiphyse und Hypophyse, der Leber und der Gallenblase. Massieren Sie dann die Reflexzonen der Bauchspeicheldrüse, des Magens, der Nieren und des ganzen Bauchraums. Beenden Sie die Massage mit den Reflexzonen des Solarplexus, des Dünndarms und des Dickdarms (Grafik S. 106).

Behandlungsdauer: 1- bis 2-mal pro Woche in Langzeittherapie

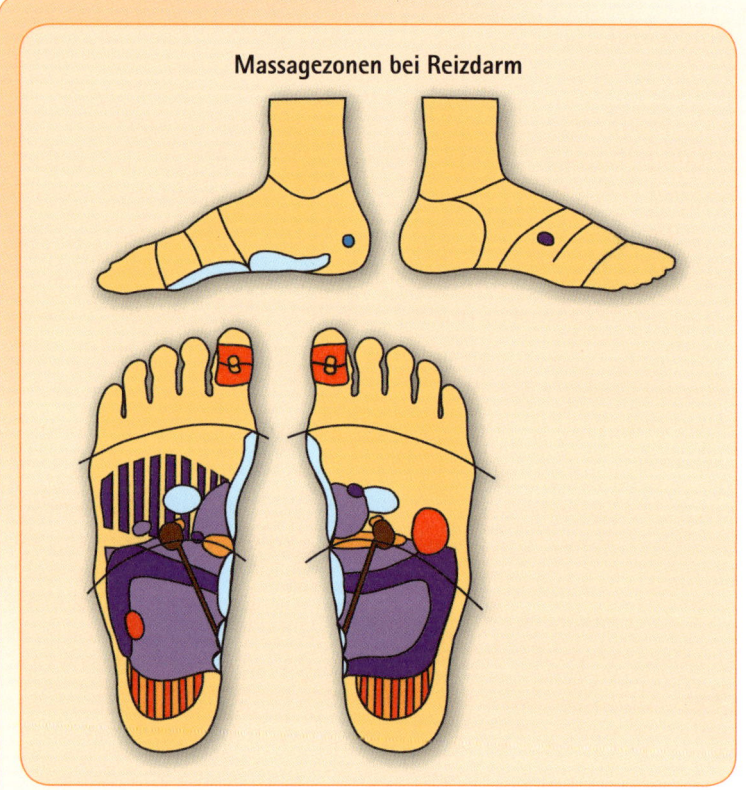

Massagezonen bei Reizdarm

Mögliche Ursachen

Ist die Anlage zu einem Reizdarm vorhanden, können folgende Faktoren die Beschwerden auslösen: eine einseitige, zucker- und weißmehlhaltige Ernährung, mangelnde Bewegung, Alkohol-, Nikotin- und Koffeinmissbrauch. Auch eine Leber- oder Gallenblasenerkrankung oder eine infektiöse Darmerkrankung kann dann einen Reizdarm zur Folge haben. Stress ist ebenfalls oft ein Auslöser, da zwischen den Nervenzellen des

Gehirns und des Verdauungstrakts sehr enge Verbindungen bestehen.

Therapieergänzung

Es ist nachgewiesen, dass Entspannungs- und Atemübungen die Beschwerden vermindern. Magen-Darm-Tees mit Inhaltsstoffen wie Fenchel, Anis und Kümmel helfen, die Symptome des Reizdarms zu lindern. Führen Sie Buch über Ihre Ernährungsgewohnheiten. Meiden Sie idealerweise die Beschwerden auslösenden Lebensmittel.

Über eine gezielte Reflexzonenbehandlung ist nicht die Veranlagung zum Reizdarm zu beheben, aber seine Symptome. Schon nach fünf bis zehn Behandlungen sollte sich eine deutliche Besserung einstellen.

Rheumatische Erkrankungen

Unter den umgangssprachlichen Ausdruck »Rheuma« summieren sich alle Erkrankungen des rheumatischen Formenkreises. Man unterscheidet im Wesentlichen drei Krankheitsgruppen: Den entzündlich-rheumatischen Erkrankungen ist eine entzündliche Immunreaktion der so genannten Stützgewebe (*Mesenchym*) gemeinsam. Die zweite Gruppe bilden die degenerativ-rheumatischen Erkrankungen, die durch Rückbildung und Abbau des Knorpels der Gelenke, insbesondere der Wirbelsäule bzw. der Zwischenwirbelscheiben, sowie durch reaktive Veränderungen der Knochensubstanz gekennzeichnet sind. Die dritte Gruppe bilden rheumatische Erkrankungen im Gelenkumfeld, also Erkrankungen der Muskeln, Sehnen und Sehnenscheiden, der Schleimbeutel, des Unterhautfett- und des Bindegewebes. Zu dieser dritten Gruppe, dem Weichteilrheumatismus, zählen auch Erkrankungen des Stoffwechsels, wie z. B. Gicht.

Entzündlich-rheumatische Erkrankungen (Polyarthritis)

Chronischer Gelenkrheumatismus oder Polyarthritis ist die häufigste der entzündlich-rheumatischen Erkrankungen. Knapp ein Prozent der Europäer leiden daran. Ihre Symptome sind zurückzuführen auf eine entzündete Gelenkinnenhaut sowie auf Zysten oder Ergüsse innerhalb des Gelenks. Während die gesunde Gelenkinnenhaut eine dünne Schicht darstellt, beginnt die entzündlich-rheumatisch erkrankte Gelenkinnenhaut wild zu wuchern. Diese Wucherung sorgt für eine erhöhte Reibung im Gelenk und verstärkt mechanisch seine Entzündung. Die Folge ist eine Zerstörung von Gelenkknorpel und Knochen. Es entwickeln sich Fehlstellungen und Verformungen der Gelenke. Die Schwellung der Gelenke beeinträchtigt zudem oftmals die Nervenkanäle: Sie werden zusammengedrückt, und die Reizweiterleitung ist unterbrochen. Es kommt zu Missempfindungen und Taubheitsgefühlen oder Kribbeln im enervierten Körperteil. Neben den Gelenken können auch die obere Halswirbelsäule und innere Organe, wie Herz, Lunge oder Leber, von der Polyarthritis betroffen sein.

Degenerativ-rheumatische Erkrankungen

Zu diesem Formenkreis gehören die alters- oder berufsbedingten typischen Abnutzungs- oder Verschleißerscheinungen der Gelenke, sowie degenerative Wirbelsäulenerkrankungen. Die Wirbelsäule baut sich aus beweglichen Wirbelkörpern und Zwischenwirbelkörpern, den Bandscheiben, auf. Diese bestehen aus einem Knorpelring, der einen Gallertkern umschließt. Sie sind elastisch und federn die Bewegungen der Wirbelsäule ab. Büßen die Bandscheiben ihre Elastizität ein, vermindert sich die Beweglichkeit der Wirbelsäule. Bei stark beanspruchten Bandscheiben kann sich der Gallertkern verschieben und auf die aus dem Wirbelkanal austretenden Nerven drücken. Man spricht dann von einem Bandscheibenvorfall.

Weichteilrheumatismus

Beim Weichteilrheumatismus verändert sich das Bindegewebe, welches den Bewegungsapparat umgibt: Schleimbeutel, Sehnen, Sehnenscheiden und Muskeln.
Die Gelenke verformen sich nicht, auch bleibt ihre Bewegungsfähigkeit voll erhalten. Dennoch ist die Muskulatur teilweise verhärtet, reagiert schmerzhaft auf Druck und bildet Wülste aus. Es kommt zu Sehnenansatzschmerzen und Verspannungen.

Gicht

Gicht ist eine Stoffwechselkrankheit, die durch erhöhte Harnsäurewerte im Blut hervorgerufen wird. Neben genetisch bedingter Veranlagung können einseitige Ernährung, Alkoholmissbrauch und Bewegungsmangel dazu führen, dass sich überflüssige Harnsäure im Körper anstaut und Kristalle bildet, die dann zu akuten Schmerzattacken in den Gelenken führen.

Mögliche Ursachen

Die Ursache von Gelenk- und Weichteilrheumatismus konnte bisher wissenschaftlich noch nicht geklärt werden.

Symptome bei Polyarthritis: Schmerzhafte Schwellung und Erhitzung der Hand-, Finger- und Zehengelenke, verminderte Bewegungsfähigkeit, rasche körperliche Ermüdung, Schweißausbrüche

Symptome bei Bandscheibenvorfall: Heftige Rückenschmerzen, Störung der Reizweiterleitung der Nerven, Missempfindungen in den Beinen, Reflexausfälle, Muskelfunktionsstörungen

Symptome bei Weichteilrheumatismus: fließende, zu- und abnehmende Schmerzen oder Brennen im Bindegewebe, Schwächegefühl, Müdigkeit, Verschlechterung des Allgemeinzustands, Wetterfühligkeit, Kälteempfindlichkeit mit Schmerzzunahme

Symptome bei Gicht: plötzliche Schmerzen in den Gelenken, vorwiegend der großen Zehe, bläuliches Anschwellen des Gelenks, Erwärmung, später Ausbildung von Gichtknötchen unter der Haut, schrittweise Zerstörung und Verformung der Gelenke

Behandlung: Massieren Sie nacheinander zunächst die Reflexzonen des Schultergürtels, der oberen Lymphbahnen, der Beckenlymphbahnen, der gesamten Wirbelsäule, der Nieren und Nebennieren, der Milz, der Leber und die Reflexzonen der Gallenblase, des Dick- und Dünndarms, der Geschlechtsorgane und schließlich des Solarplexus (siehe Grafik Seite 111).

Behandlungsdauer: im akuten Fall 2- bis 3-mal pro Woche, sonst 2-mal wöchentlich in Langzeittherapie

Massagezonen bei rheumatischen Erkrankungen

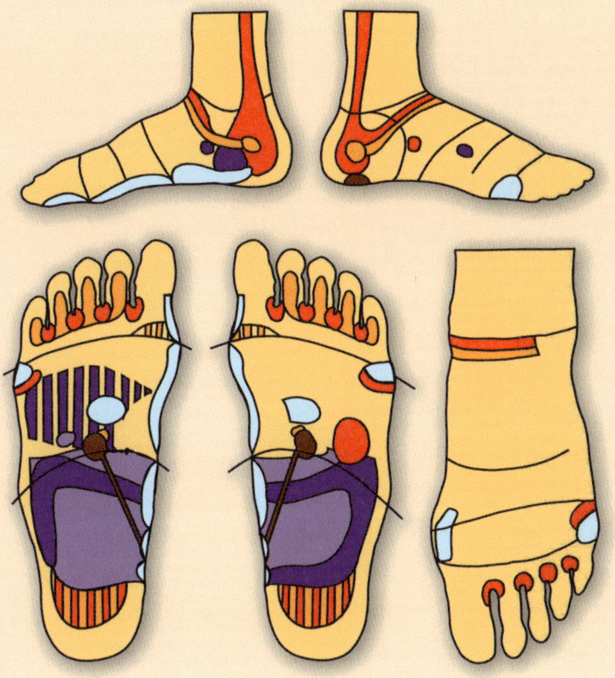

Krankheitserreger, die den Schmerz in Gelenken und Bindegewebe verursachen könnten, sind nicht nachweisbar. Da in den erkrankten Geweben vermehrt Abwehrzellen auftreten und besondere Antikörper im Blut nachweisbar sind, die so genannten Rheumafaktoren, vermutet man eine Störung im Immunsystem des Organismus als Auslöser der Erkrankung. Rheumatische Erkrankungen verlaufen meist in Schüben, die oft nach einer Lebenskrise auftreten. Welchen Einfluss die Psyche jedoch hat, ist noch nicht geklärt.

Therapieergänzung

Bei chronischem Gelenk- und Weichteilrheumatismus hilft im akuten Stadium meist eine Kältetherapie, ansonsten helfen auch Wärmeanwendungen zur Durchblutungsförderung, Krankengymnastik, physikalische Therapie und Entspannungsmaßnahmen.

Dem bei Gicht erhöhten Harnsäureniederschlag in Gewebe und Gelenken muss mit einer purin- und fleischarmen Diät, mit reichlich Flüssigkeitszufuhr und Gewichtsreduktion begegnet werden.

Schilddrüsenerkrankungen

Die Schilddrüse ist eine unterhalb des Kehlkopfs liegende, schmetterlingsförmige Drüse, die reich mit Blutgefäßen durchsetzt ist. Sie reguliert mit Hilfe der Schilddrüsenhormone T3 (*Trijodthyronin*) und T4 (*Thyroxin*) die Geschwindigkeit, in der die Zellen aus Nahrung Energie herstellen und diese Energie verbrauchen.

Werden viele Schilddrüsenhormone ausgeschüttet, ist der Energieverbrauch hoch, bei wenigen Schilddrüsenhormonen im Blut ist er niedrig. Beide Hormone benötigen zu ihrer Herstellung das Spurenelement Jod. Die Nebenschilddrüsen sind vier stecknadelkopfgroße Drüsen, die das Parathormon zur Regulierung des Kalziumspiegels im Blut produzieren.

Mögliche Ursachen

Normalerweise ist die Schilddrüse von außen nicht sichtbar. Vergrößert sie sich zu einem Kropf (Struma), ist entweder ihre Hormonproduktion oder die Wirkung der Hormone der Hirnanhangsdrüse gestört.

Bei Schilddrüsenunterfunktion stellt die Hypophyse zu wenig schilddrüsenreizende Hormone her, oder die Drüse kann nicht auf die Befehle dieser Hormone reagieren. Folglich treibt die Hirnanhangsdrüse durch Ausschüttung des TSH-Hormons das Schilddrüsengewebe zu stärkerem Wachstum an.

Pro Tag benötigt die Schildrüse bis zu 200 Millionstel Gramm Jod. Jodmangel veranlasst die Schilddrüsenzellen zu wachsen, damit sie mehr Hormone produzieren können.

In manchen Fällen ist die Unterfunktion der Schilddrüse das Resultat einer Autoimmunerkrankung: Das Abwehrsystem des

Symptome bei Überfunktion: Unruhe, schlechter Schlaf, erhöhter Pulsschlag, gesteigerte Schweißabsonderung, Gewichtsverlust

Symptome bei Unterfunktion: Antriebsarmut, chronische Müdigkeit, Depressionen, Kälteempfindlichkeit, Gewichtszunahme

Behandlung: Behandeln Sie die Reflexzonen der Halswirbelsäule, der Epiphyse, der Hypophyse, des kleinen Beckens, der Nieren und Nebennieren und der Bauchspeicheldrüse. Massieren Sie dann die Zonen des Gehirns, des Solarplexus und der Schilddrüse (siehe Grafik Seite 114).

Behandlungsdauer: 1- bis 2-mal pro Woche in Langzeittherapie

Achtung: Bei Überfunktion der Schilddrüse darf nur leicht massiert werden, eine Unterfunktion hingegen bedarf kräftigerer Massage.

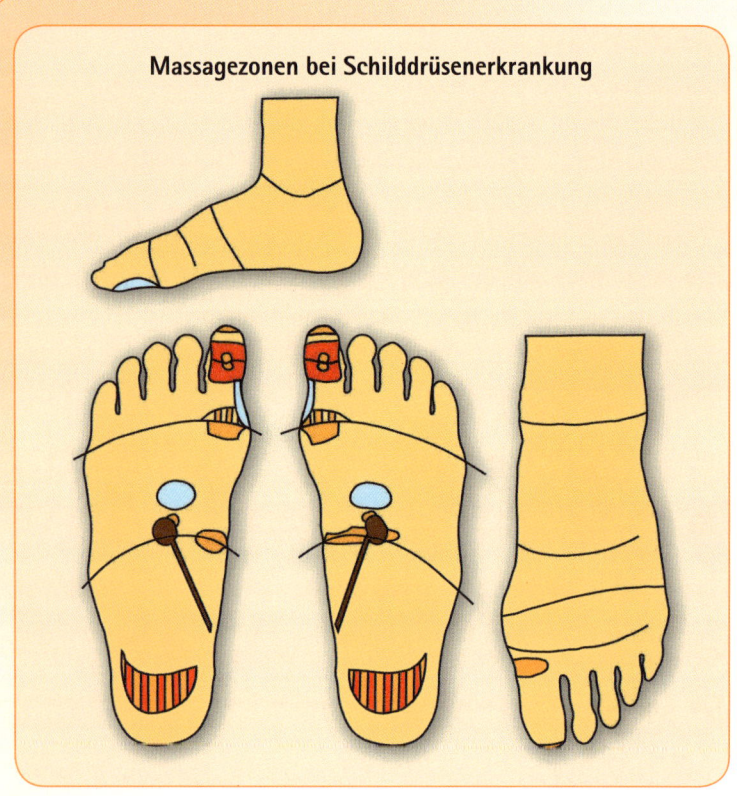

Massagezonen bei Schilddrüsenerkrankung

Körpers stuft das Schilddrüsengewebe als »Fremdkörper« ein und zerstört es. Sind die Nebenschilddrüsen gestört, wird zu viel Kalzium ins Blut ausgeschüttet, es entwickeln sich Nierensteine. Wird zu wenig Kalzium ausgeschüttet, kommt es zu Osteoporose.

Therapieergänzung

Achten Sie auf eine jodhaltige Ernährung.

Schlafstörungen

Für einen gesunden Schlaf ist das Hormon Melatonin verantwortlich. Es wird nachts in der an der Gehirnbasis gelegenen Zirbeldrüse (Epiphyse) produziert und in die Blutbahn abgegeben.
Zwischen zwei und drei Uhr morgens ist die Melatoninkonzen-
tration im Blut am höchsten, der Mensch liegt im Tiefschlaf.
Sinkt der Melatoninspiegel, wird der Schlaf leichter. Registriert
das Gehirn Tageslicht, stoppt es die Melatoninausschüttung und
man erwacht. Ist der Melatoninhaushalt gestört, sind Einschlaf-
störungen, Ausschlafstörungen oder zu leichter Schlaf die Folge.

Mögliche Ursachen

Angst, Ärger, Sorgen und auch Stress wirken negativ auf die
Hormonproduktion des Körpers und rauben so den Schlaf. Auch

Symptome: innere Unruhe, Kopfschmerzen, Konzentrations-
unfähigkeit, Abgespanntheit, unregelmäßiger Blutdruck,
Verdauungsstörungen

Behandlung: Massieren Sie die Zonen von Halswirbelsäule,
Brustwirbelsäule und Lendenwirbelsäule, die Schädelbasiszone
und die Scheitelzone. Danach behandeln Sie die Reflexzonen
der Epiphyse, der Hypophyse und des Herzens. Schließlich massieren Sie nacheinander die Reflexzonen von Leber, Gallenblase, Magen, Dünn- und Dickdarm, Schilddrüse, kleinem Becken,
Nebennieren, Nieren und Solarplexus (siehe Grafik Seite 116).

Behandlungsdauer: 1- bis 2-mal pro Woche in Langzeittherapie

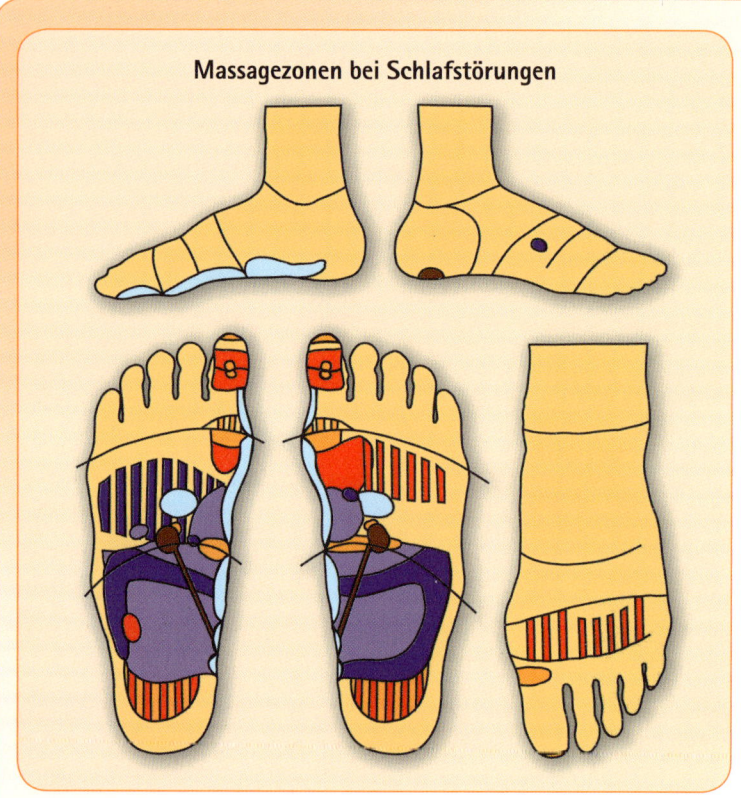

Massagezonen bei Schlafstörungen

Medikamente, falsche Ernährung, übermäßiger Kaffee-, Alkohol- und Zigarettenkonsum verursachen Schlafstörungen, denn sie senken die Immunabwehr. Das Melatonin ist dadurch vermehrt den Angriffen freier Radikale ausgesetzt.

Therapieergänzung

Lüften Sie Ihr Schlafzimmer, halten Sie es kühl. Gehen Sie vor dem Schlafen spazieren, das sorgt für die nötige Entspannung.

Trinken Sie vor dem Zubettgehen keinen Alkohol. Er ermüdet nur kurzzeitig und bringt den Körper aus seinem Schlafrhythmus.

Machen Sie eine Kur mit Johanniskrauttee: Johanniskraut regt die Zirbeldrüse an, diese produziert vermehrt Melatonin, ein erholsamer, tiefer Schlaf ist gesichert.

Achtung: Nehmen Sie keine Melatoninpräparate zu sich. Sie sind nicht zugelassen und haben schwere Nebenwirkungen.

Verstopfung

Der Darm leistet die Aufnahme der im Magen aufgespaltenen Nahrungsbestandteile ins Blut. Im Dünndarm wird die zersetzte Nahrung durch Enzyme und Gallensäuren in ihre molekularen Bestandteile zerlegt und durch die permeable Darmwand über das Kapillarnetz der Blutgefäße zu allen Zellen des Körpers geleitet.

Die mikroskopisch kleinen Zotten und Epithelzellen der faltenreichen Dünndarmschleimhaut besorgen diese Arbeit. Ist der Zottenbestand der Dünndarmschleimhaut verringert oder seine Epithelzellschicht angegriffen, wird die Nahrung nicht ausreichend verwertet; wertvolle Nährstoffe gelangen in den Dickdarm. Dort filtern die feinen Flimmerhärchen der Dickdarmschleimhaut weitere Mikrobestandteile aus dem Speisebrei. Dann wird der Nahrung das Wasser entzogen. Die Bakterien der Darmflora nehmen die letzten Nährstoffmoleküle auf, vorausgesetzt, sie ist intakt.

Mögliche Ursachen

Zu den häufigsten Erkrankungen des Verdauungsapparats gehören Darmträgheit, Verstopfung, Durchfall und Blähungen. Wenn Nahrungsmittel kaum gekaut den Magen erreichen oder der Verdauungsapparat mit Koffein, Nikotin und Alkohol überschwemmt wird, dann werden die Magen- und Darmschleimhäute zerstört, der Muskeltonus des Magen- Darm-Trakts wird unregelmäßig. Chronische Darmträgheit stellt sich ein: Giftstoffe und Schlacken verbleiben zu lange im Dickdarm. Das führt zum Anstieg giftiger Mikroorganismen. Sie töten die gesunden Darmbakterien ab. Speisereste verweilen sehr lange im Darm, ihnen wird zu viel Flüssigkeit entzogen, der Stuhl verhärtet sich und Verstopfung ist die Folge.

Symptome von Darmträgheit: Blähungen, Sodbrennen, Übelkeit, Bauchschmerzen

Symptome von Verstopfung: Völlegefühl, ein harter, auf- getriebener Bauch, Blähungen, verminderte Stuhlfrequenz (seltener als alle drei Tage), harte Stuhlkonsistenz, Darm- geräusche

Behandlung: Behandeln Sie nacheinander die Reflexzonen der Brust- und Lendenwirbelsäule, der Epiphyse, der Hypo- physe, der Leber und Gallenblase, der Bauchspeicheldrüse, des Magens, der Nieren und des ganzen Bauchraums, des gesamten lymphatischen Systems, des Solarplexus, des Dünn- und des Dickdarms (siehe Grafik Seite 119).

Behandlungsdauer: 1- bis 2-mal pro Woche in Langzeit- therapie

Achtung: Greifen Sie keinesfalls zu Abführmitteln.

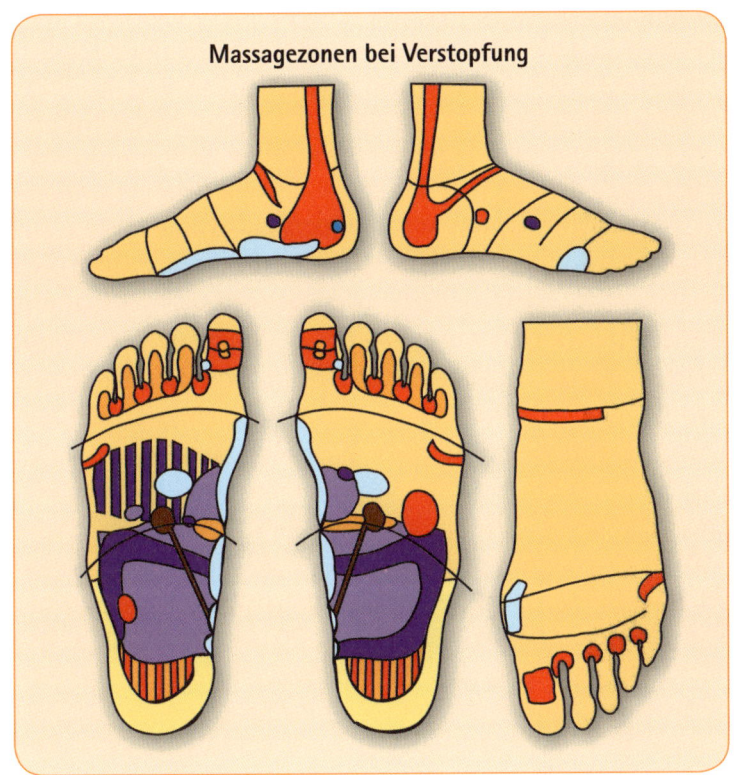

Massagezonen bei Verstopfung

Therapieergänzung

Nur durch eine Ernährungsumstellung können Sie Ihren Darm sanieren. Vermeiden Sie Weißmehlprodukte, polierten Reis, Süßspeisen und zuckerhaltige Getränke. Nehmen Sie gezielt Ballaststoffe zu sich z. B. Weizenkleie, rohes Gemüse, Obst, Kartoffeln oder Vollkornprodukte). Achten Sie auf eine gesteigerte Flüssigkeitszufuhr: Sie sorgt dafür, dass die Ballaststoffe vollständig aufquellen.

Wechseljahresbeschwerden

Die Wechseljahre sind keine Krankheit, sondern ein altersbedingtes Nachlassen der Leistungsfähigkeit der Eierstöcke: Sie reduzieren ihre Hormonproduktion. Dadurch fällt der Östrogenspiegel im Blut ab, und die Nebennierenrinden beginnen ersatzweise mit der Produktion von Östrogenen und Androgenen. Diese hormonellen Rhythmusstörungen führen zunächst zu ausbleibender, dann zu verlängert anhaltender Regelblutung und schließlich zu unregelmäßiger, schwächerer Periode. Sie enden mit der so genannten Menopause, der letzten Blutung. Damit einher gehen Veränderungen des Körperbildes: Die Hautelastizität lässt nach, Faltenbildung folgt, es kommt zur Gewichtszunahme.

Symptome: unregelmäßiger Periodenzyklus, Spannungsschmerzen in den Brüsten, Hitzewallungen, Herzjagen, Schwindel, Bluthochdruck, nervöse Verstimmungen, Angstzustände, Konzentrationsschwäche, Kopfschmerzen, Gewichtszunahme

Behandlung: Behandeln Sie die Reflexzonen der Lendenwirbelsäule, der Epiphyse und Hypophyse, der Leber und der Gallenblase. Massieren Sie dann die Reflexzonen der Bauchspeicheldrüse, des ganzen Bauchraums und des Solarplexus. Beenden Sie die Massage mit den Reflexzonen des kleinen Beckens (siehe Grafik Seite 121).

Behandlungsdauer: 1- bis 2-mal pro Woche in Langzeittherapie, Fortsetzung bei Besserung der Beschwerden

Massagezonen bei Wechseljahresbeschwerden

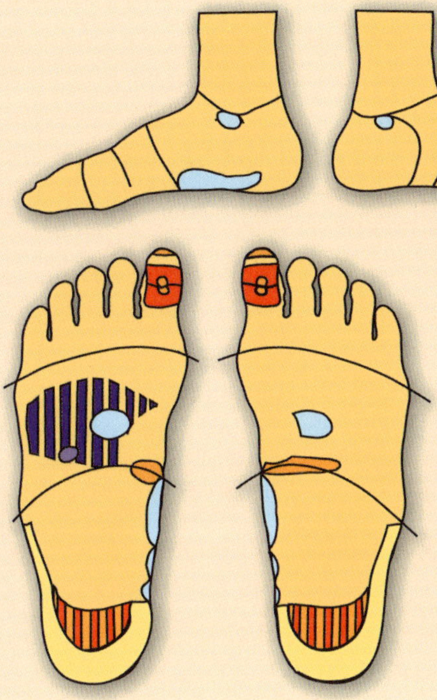

Mögliche Ursachen

Neben dem schwankenden Hormonspiegel beeinflusst vorwiegend die Psyche die Wechseljahre: Seelische Anspannung, Unausgeglichenheit bis hin zu depressiven Anfällen und Reizbarkeit werden oft dadurch ausgelöst, dass sich eine Frau mit dem Nachlassen der Fruchtbarkeit als unweiblich oder nicht mehr mütterlich empfindet. Soziale Bindungen scheinen infrage gestellt. Nicht nur die grundsätzliche körperliche Umstellung braucht viel Kraft, sondern auch die neue Definition der Frau in ihrem sozialen Umfeld.

Therapieergänzung

Vermeiden Sie die schulmedizinisch gängigen Hormongaben von Östrogenen und Gestagenen, indem Sie vermehrt Vitamin E zu sich nehmen: Es hemmt den Abbau des Sexualhormons Progesteron.

Da durch den Östrogenmangel im Organismus vermehrt Kalzium abgebaut wird, sollten Sie kalzium- und magnesiumreiche Lebensmittel zu sich nehmen und dadurch eine spätere Osteoporose vermeiden. Treiben Sie Sport und erhalten Sie so Ihre körperliche Fitness. Bei Hitzewallungen haben sich homöopathische Mittel und Akupunkturbehandlung bewährt.

Register

Mehr vom Leben

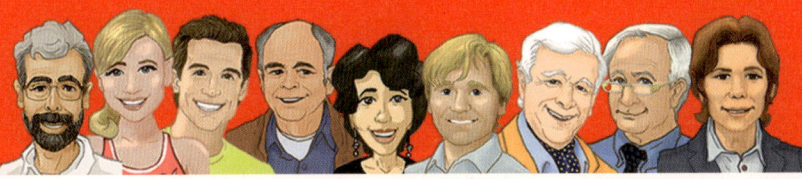

Expertenrat aus erster Hand

villavitalia.de

Mein Ratgeberportal – **villa**vitalia**.de**

Ebenfalls bei Südwest erschienen:

Der Weg des Meisters

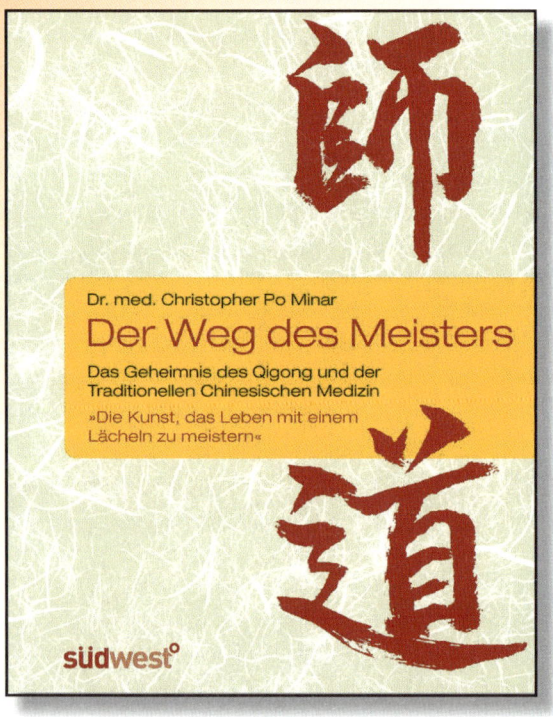

288 Seiten, laminierter Pappband
EUR 7,95 [D] / EUR 8,20 [A] / sFr 14,00 [CH]
ISBN 978-3-517-08476-3